Saludable Mente

Marcos Vázquez se ha consolidado como uno de los referentes más destacados en la divulgación de salud, acumulando más de 1.000.000 de seguidores en sus canales. Es el autor del aclamado blog *Fitness Revolucionario*, reconocido con numerosos premios por su excepcional labor en la promoción de la salud y el bienestar.

Además, es el creador de *Radio Fitness Revolucionario*, uno de los pódcast más populares sobre salud y fitness, donde entrevista a expertos de renombre en neurociencia, entrenamiento, nutrición, biología y genética, entre otros muchos temas. Su pasión por la educación lo lleva a ser docente en diversas instituciones de formación en salud y a participar como ponente en destacados congresos y eventos.

Marcos ha publicado varias obras influyentes, entre las que se destacan *Fitness Revolucionario* (Oberon, 2018), *Invicto* (Salud Salvaje, 2020), *Saludable Mente* (Grijalbo, 2021), *Vive Más* (Grijalbo, 2023) y, en colaboración con Elizabeth Ochoa, *Chef Sapiens* (Grijalbo, 2022). Sus libros han impactado a miles de lectores, empoderándolos para transformar su salud y mejorar su calidad de vida.

Para más contenido del autor visita su página web:
https://www.fitnessrevolucionario.com/

Y síguelo en sus redes sociales:
@fitrebelde
fitness.revolucionario
fitnessrevolucionario
@Fitnessrevolucionario

MARCOS VÁZQUEZ

Saludable Mente

Hábitos para optimizar tu cerebro y mejorar tu salud a cualquier edad

Edición ampliada y actualizada

DEBOLS!LLO

Papel certificado por el Forest Stewardship Council®

MIXTO
Papel | Apoyando la silvicultura responsable
FSC® C117695

Penguin Random House Grupo Editorial

Primera edición en Debolsillo: enero de 2026

Printed in Spain – Impreso en España

ISBN: 978-84-663-7884-0
Depósito legal: B-17.423-2025

Compuesto en Pleca Digital, S. L. U., y Promograff - Promo 2016 Distribucions
Impreso en Liberdúplex
Sant Llorenç d'Hortons (Barcelona)

P 3 7 8 8 4 0

Dedicado a Elizabeth.
Mi cerebro nunca ha estado
tan conectado con otro

Índice

Todo ser humano, si se lo propone, puede ser escultor de su propio cerebro.

SANTIAGO RAMÓN Y CAJAL

INTRODUCCIÓN

Tu experiencia de la vida es producida por infinidad de reacciones químicas que ocurren constantemente en tu cerebro. De esta máquina biológica emergen tus recuerdos y tus sueños, tus miedos y tus deseos, tu percepción y tu imaginación. Tu cerebro es el creador de tu cosmos interior. En definitiva, tu cerebro es lo que te hace ser tú.

Hasta hace pocas décadas se asumía que el cerebro maduro era una estructura estática que, a partir de cierta edad, solo podía degenerar. Por suerte, investigaciones recientes desmienten esta creencia. El cerebro no solo tiene la capacidad de cambiar, sino que lo hace con regularidad. Cada experiencia vital moldea detalles microscópicos de tu esencia neuronal. Lo que haces altera lo que eres.

El objetivo de este libro es ayudarte a entender mejor el funcionamiento de tu increíble cerebro, pero, sobre todo, enseñarte a mejorarlo. Si eres tu cerebro, cualquier daño en él podría tener un terrible impacto en ti. Nos aterran trastornos como la demencia porque atacan nuestra esencia. Enfermedades como el alzhéimer o el párkinson dañan nuestro tejido cerebral, y por tanto nuestra propia identidad.

Cuidar tu cerebro no solo te ayudará a prevenir este triste final, sino a rendir mejor en el momento actual. Tu rendimiento cognitivo y tu estado de ánimo son un reflejo directo de la salud de tu cerebro. Las recomendaciones de este libro mejorarán tu capacidad de aprender y recordar, aumentando además tu resistencia ante la enfermedad mental. Entenderás cómo potenciar la plasticidad cerebral y cómo mejorar tu reserva cognitiva.

Veremos que la salud del cerebro depende de la salud del resto del cuerpo. Para optimizar tu cerebro debemos, por tanto, integrar múltiples disciplinas de conocimiento. Entenderás el gran impacto que tienen sobre tu rendimiento cognitivo aspectos tan diversos como la dieta, la actividad física y la gestión del estrés. Exploraremos también la estrecha relación entre nuestra microbiota y nuestro estado de ánimo, así como el impacto del contacto social y el aprendizaje constante en nuestra salud mental.

En resumen, tu cerebro es mucho más moldeable de lo que piensas, y lo esculpes con cada una de tus acciones. Posees en tu cabeza el objeto más fascinante que jamás hayamos descubierto y este libro te ayudará a mejorar su funcionamiento. Es el momento de desvelar los misterios del cerebro.

Mientras el cerebro sea un misterio, el universo continuará siendo un misterio.

SANTIAGO RAMÓN Y CAJAL

1

EL MISTERIO DE TU CEREBRO

Nuestro cerebro todavía alberga muchos misterios. A pesar de todos los avances del conocimiento en las últimas décadas, las dudas todavía superan a las certezas. Nuestro mundo interior ha resultado ser tan complejo como el vasto universo exterior.

Hemos explorado cada rincón del planeta, pero la cartografía de nuestro propio cerebro todavía está incompleta. Buena parte de su funcionamiento sigue siendo *terra incognita*.

Somos el primer animal con la suficiente inteligencia como para intentar entenderse a sí mismo, pero todavía nos queda mucho camino. Algunos consideran que nunca llegaremos realmente a entender el funcionamiento del cerebro, aludiendo a una supuesta paradoja neurológica: si el cerebro fuera tan simple como para que lo pudiéramos entender, nosotros seríamos demasiado tontos para entenderlo.

De momento, empecemos por lo que sabemos. Sabemos, por ejemplo, que el cerebro es materia y que evolucionó a través de los mismos mecanismos que el resto de los órganos del cuerpo. Conocemos también cómo es el desarrollo normal del cerebro y cómo le afecta el envejecimiento. Cada vez tenemos más información sobre cómo nuestro estilo de vida impacta en nuestro rendimiento cognitivo y nuestro riesgo de desarrollar alguna enfermedad mental. Por último, tenemos cierta idea de cómo el cerebro crea nuestra realidad a partir de la información que recibe de los sentidos y de sus propias expectativas. Empecemos explorando cada uno de estos aspectos.

EL CEREBRO ES MATERIA

> El cerebro humano es la masa de materia más complicada del universo que conocemos.
>
> ISAAC ASIMOV

A pesar de los complejos procesos mentales que genera, el cerebro no deja de ser simple materia. De hecho, juzgando por su gelatinosa apariencia, nadie diría que estamos ante el objeto más sofisticado del planeta.

Este kilo y medio de materia alberga cerca de 80.000 millones de neuronas, cada una de ellas formando miles de conexiones sinápticas con otras neuronas. No es de extrañar que hayamos tardado tanto tiempo en desvelar algunos de sus secretos, y queda un largo camino en este proceso.

En 1839 se formuló la llamada teoría celular, según la cual todos los tejidos están compuestos de células. Sin embargo, al observar el cerebro con los microscopios de la época, no se distinguía en él ninguna célula, y muchos asumían que la teoría celular no aplicaba a este órgano tan especial.

Las dudas se disiparon a finales del siglo XIX cuando Santiago Ramón y Cajal combinó microscopios más poderosos y sus propias técnicas de tintado para confirmar que el cerebro, al igual que el resto del cuerpo, estaba formado también por células independientes, aunque muy diferentes de las que se conocían hasta entonces. Más adelante, a estas células nerviosas se las denominó neuronas. Con su gran habilidad artística, Ramón y Cajal creó cautivadores retratos de estas nuevas células y sus conexiones, y consiguió convencer a la comunidad científica de que las neuronas son la unidad estructural y funcional básica del cerebro.

Se descubrió también que las neuronas transmitían impulsos eléctricos, pero Ramón y Cajal observaba que estas neuronas no se tocaban y se preguntaba cómo podrían los impulsos eléctricos cruzar el espacio de una neurona a otra. Estos diminutos espacios entre las neuronas se denominaron más tarde hendiduras sinápticas. Poco después se descubrió que unas moléculas químicas, llamadas neurotransmisores, eran las responsables de atravesar estos espacios para comunicar las neuronas entre sí. Fuimos así, con el tiempo, descifrando el lenguaje eléctrico-químico del cerebro.

ANATOMÍA SIMPLIFICADA DE TU CEREBRO

La mayoría de las neuronas constan de tres partes diferenciadas: el cuerpo celular, el axón y los terminales del axón. Del cuerpo celular, también llamado soma, salen miles de dendritas, las antenas a través de las cuales la neurona recibe los neurotransmisores enviados desde otras neuronas. Hacia el otro lado de la neurona se proyecta el axón, que sería el canal de salida por el que la neurona envía impulsos nerviosos a sus neuronas vecinas. Al final del axón se abren sus terminales, que actúan como puntos de liberación final de los neurotransmisores.

Como observó Ramón y Cajal en su día, los terminales de una neurona y las dendritas de otra nunca llegan realmente a tocarse. Los neurotransmisores viajan, por tanto, a través del minúsculo espacio que representa la hendidura sináptica. Cada neurona puede formar miles de conexiones sinápticas con otras, pero no todas estas conexiones tienen la misma fuerza. Según su historial de actividad, las conexiones pueden fortalecerse o debilitarse. Esta reconfiguración constante es guiada en parte por el sistema de recompensa cerebral, donde la dopamina juega un papel central. Cuando logramos el resultado deseado, la conexión se fortalece; en caso contrario, se debilita.

Las dendritas reciben mensajes (neurotransmisores) de otras neuronas, que procesan localmente antes de decidir qué hacer. La neurona tiene básicamente dos opciones: inhibirse o activarse. Si se activa, retransmite la señal eléctrica a través del axón, liberando neurotransmisores en sus axones terminales. Si se inhibe, detiene la señal, quizá porque esta neurona era ya su destinatario final.

Su comportamiento dependerá además del tipo de neurotransmisor recibido. Algunos neurotransmisores, como el glutamato, son excitatorios y elevan la probabilidad de que la neurona que lo recibe se dispare. Otros, como el GABA, son inhibidores y reducen la probabilidad de activación.

Y tanto si la neurona destino se activa como si se inhibe, el neurotransmisor liberado en el espacio sináptico regresa finalmente a la neurona original en un proceso denominado recaptación.

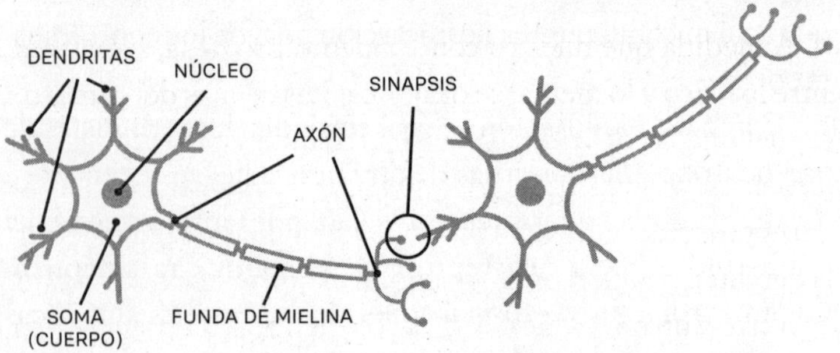

Uno de los grandes misterios del universo es que miles de millones de simples neuronas trabajando juntas son capaces de entenderse y dibujarse a sí mismas.

Otro aspecto que influye en tu velocidad de procesamiento mental es la eficiencia con la que las neuronas transmiten las señales eléctricas a través de su axón, que actúa como una especie de cable de conexión y, como cualquier cable, conducirá mejor la electricidad si está cubierto por un aislante. En las neuronas, ese aislante es la mielina, una sustancia blanquecina compuesta principalmente por grasa. Las enfermedades que atacan esta mielina, como la esclerosis múltiple, producen multitud de problemas cognitivos y dificultad de movimiento.

La mielina define también el color de tu cerebro. Los axones mielinizados de las neuronas forman la llamada materia blanca. Por el contrario, los cuerpos de las neuronas no están mielinizados y constituyen la materia gris.

Por último, no podemos olvidar las células gliales, menos famosas que las neuronas pero igual de importantes y más numerosas. Participan en multitud de procesos vitales para el resto del cerebro: recubren los axones de mielina, reciclan el exceso de neurotransmisores, gestionan el líquido cefalorraquídeo...

A medida que nuestro conocimiento progresa, la barrera entre lo físico y lo mental se difumina. Las células del cerebro, al igual que las del resto del cuerpo, requieren determinados nutrientes, además de oxígeno y un fertilizante especial, que presentaremos en breve. Ante cualquier déficit, las neuronas se debilitan y mueren. El resultado es un peor rendimiento cognitivo y un mayor riesgo de desarrollar alguna enfermedad mental.

En resumen, tu cerebro es materia y el estado de esa materia determina el estado de tus pensamientos, además de tu calidad de vida.

EL CEREBRO DAÑADO

A veces, los peores eventos son los mejores maestros. El entendimiento de nuestro cerebro ha avanzado con frecuencia gracias a trágicos sucesos.

Una de las primeras tragedias que se estudió en profundidad fue la de Phineas Gage. Era trabajador del ferrocarril en una época en que la seguridad laboral dejaba bastante que desear.

En 1848, Phineas participaba en la construcción de un tramo de ferrocarril que debía transcurrir por una zona montañosa del estado de Vermont, en Estados Unidos. El 13 de septiembre de ese año, como había hecho multitud de veces, Phineas realizó una profunda perforación en la roca y la llenó de pólvora. Usó después una larga barra de hierro para compactar la pólvora, pero probablemente una chispa producida por la fricción de esta barra con la roca hizo estallar la pólvora. La barra salió disparada hacia él, entrando por debajo de su ojo izquierdo y atravesando por completo su cerebro.

Sorprendentemente, Phineas no solo sobrevivió a este fatídico evento, sino que se mantuvo consciente en todo momento. Y lo que es todavía más sorprendente, recibió el alta médica en solo dos meses. Podía caminar y hablar con normalidad. Su recuperación parecía total.

Con el tiempo, sin embargo, este aparente milagro médico dio paso a una trágica realidad: Phineas ya no era Phineas. En palabras de su propio médico, «el equilibrio entre su facultad intelectual y sus propensiones animales se ha destruido». De trabajador modélico y responsable pasó a ser «irregular, irreverente, blasfemo e impaciente».

Parecía incapaz de hacer planes futuros y cumplir sus compromisos. Perdió su trabajo en el ferrocarril, y las riñas constantes con sus compañeros no le permitieron mantener ningún tipo de empleo. Terminó siendo expuesto en el circo, donde mostraba su herida y la barra que le atravesó el cerebro. Tanto su cráneo como la barra de hierro se conservan en el Museo de Medicina de la Universidad de Harvard.

Su accidente ayudó a entender el papel de la corteza prefrontal, nuestra principal diferencia cerebral respecto al resto del mundo animal. Aquí se concentran las llamadas funciones ejecutivas, que nos permiten diseñar planes a largo plazo y controlar nuestros impulsos inmediatos. Esta capacidad es fundamental a la hora de moldear nuestra personalidad y la forma de relacionarnos con los demás. El mensaje, una vez más, es que nuestro cerebro es materia, y si cambia esta materia, cambia lo que somos.

Las dos grandes guerras mundiales ofrecieron, décadas

más tarde, una infinidad de cerebros dañados en todas las zonas imaginables. Los neurocientíficos pudieron mapear qué función se veía afectada a partir del daño producido, aprovechando estos trágicos experimentos naturales para mejorar nuestro conocimiento sobre el funcionamiento del cerebro.

Más cerca de la actualidad podemos destacar el misterioso caso de Charles Whitman. Charles era un joven ejemplar, tanto a nivel académico como laboral, muy apreciado por sus amigos y compañeros. Extrañamente, el 1 de agosto de 1966 ascendió a la torre de la Universidad de Texas y empezó a disparar indiscriminadamente. Mató a 13 personas e hirió a más de 30 antes de ser abatido por la policía. A las pocas horas se descubrió que también había asesinado a su mujer y a su madre la noche anterior. Lo más interesante de este caso fue la carta que Charles escribió antes de cometer estos atroces actos:

> No entiendo muy bien qué es lo que me obliga a escribir esta carta. Quizá es para dejar alguna vaga razón por mis acciones recientes. Realmente no me entiendo estos días. Se supone que debo ser un hombre razonable e inteligente. Sin embargo, últimamente (no puedo recordar cuándo comenzó) he sido víctima de muchos pensamientos inusuales e irracionales. Tras mi muerte deseo que me realicen una autopsia para ver si detectan algún problema visible.

Su deseo fue concedido y, tal como él sospechó, la autopsia mostró un tumor que presionaba su amígdala, involucrada en el miedo y la agresión. Como se demostró en muchos estudios posteriores, daños cerebrales pueden transformar a personas normales en peligrosos criminales.

Hablamos de casos extremos, pero no es necesario sufrir un daño severo para perjudicar el funcionamiento de nuestro cerebro. En los últimos años, por ejemplo, hemos aprendido cómo el estilo de vida moderno aumenta la inflamación de nuestro cerebro, generando un efecto perverso.

EL CEREBRO INFLAMADO

La barrera entre lo físico y lo mental es mucho más fina de lo que se creía. A lo largo del libro profundizaremos en cómo la obesidad, los problemas intestinales, el estrés o el sedentarismo perjudican al cerebro. En cada uno de estos aspectos veremos que el daño se produce por mecanismos distintos, pero hay uno que se repite en casi todos los casos: la inflamación crónica de bajo grado.

Simplificando, la inflamación es una respuesta de nuestro organismo ante un daño: un tobillo torcido, una quemadura, una infección... Los síntomas que asociamos a la inflamación, como enrojecimiento o hinchazón, representan el comienzo del proceso de reparación. Sin inflamación no hay curación.

La inflamación, por tanto, no es realmente el enemigo; es una estrategia de tu sistema inmune para atacar al agente invasor, cuando existe, y movilizar los compuestos necesarios para la reconstrucción. En condiciones normales la amenaza se elimina, la reparación finaliza y se activan procesos antiinflamatorios para minimizar el daño. Esta es la llamada inflamación aguda, y es necesaria.

El problema viene cuando este proceso, por diferentes motivos que iremos viendo, se mantiene constantemente activo. No tienes hinchazón ni enrojecimiento aparente, pero el sistema inmune se mantiene alerta. El resultado es una inflamación permanente de bajo grado, crónica, silenciosa, y muy peligrosa. Es como tener una herida que nunca cura. La constante activación del sistema inmune, diseñado para defenderte, termina dañándote.

La relación de estos procesos inflamatorios con multitud de trastornos diversos, desde la enfermedad coronaria hasta el cáncer o la diabetes, es conocida desde hace tiempo, pero la evidencia sobre su papel en el desarrollo de trastornos mentales es más reciente.

El cerebro está separado del resto del cuerpo por la llamada barrera hematoencefálica, cuya misión es impedir el acceso a tu cerebro de cualquier toxina o invasor que lo pueda dañar. Esta barrera fue descubierta en el siglo XIX por Paul Ehrlich, tras inyectar un tinte azul en el torrente sanguíneo de ratones. Observó que el tinte infiltraba todos los tejidos del ratón menos el cerebro. Algo impedía el acceso del tinte a este órgano tan selecto. Tiempo después se descubrió que esta barrera hematoencefálica estaba formada en realidad por un conjunto de células estrechamente unidas que protegían los puntos de conexión entre el fluido cerebral y la circulación sanguínea.

Se pensaba que esta barrera era infranqueable, y que la cascada inflamatoria producida tras daños o infecciones en determinadas partes del cuerpo no tenía acceso al cerebro, que gozaría del llamado privilegio inmune. Estudios recientes revelan, sin embargo, que el cerebro no está tan aislado, y que las moléculas liberadas por el sistema inmune (como ciertas citoquinas inflamatorias) no solo llegan al cerebro, sino que alteran su funcionamiento. Esta inflamación daña las neuronas y dificulta la producción de energía por parte de sus mitocondrias, además de interferir con las conexiones sinápticas.

Estudios en animales demuestran que esta inflamación cerebral genera, por ejemplo, apatía social y comportamientos compatibles con estados de depresión. Los investigadores logran este efecto inyectando las mismas citoquinas que se liberan como parte de nuestra propia respuesta inflamatoria.

Investigaciones recientes en humanos apuntan a que lo mismo ocurre en nuestro caso. Como iremos viendo en los próximos capítulos, la inflamación crónica de bajo grado está estrechamente ligada con trastornos como la demencia y la depresión. De hecho, algunas personas que no responden bien a los antidepresivos convencionales mejoran curiosamente sus síntomas con antiinflamatorios tradicionales.

Parte de la relación entre inflamación y depresión podría explicarse a través de la hipótesis del sistema inmune egoísta. El sistema inmune es nuestro departamento de defensa y reconstrucción, y ambas tareas requieren una gran cantidad de recursos. Por eso, tanto el cerebro como el sistema inmune están en la cima de la jerarquía del reparto de energía, y con frecuencia compiten entre ellos para captar recursos energéticos. El aumento de inflamación interfiere, por ejemplo, con la producción de dopamina, la molécula de la motivación. Parece ser una estrategia del sistema inmune para intentar que no gastes energía en otros objetivos, liberando así recursos para defenderte de supuestas amenazas. Esto daría cierto sentido evolutivo a la depresión, y vemos efectivamente esta respuesta en animales que viven en la naturaleza. El problema viene cuando la inflamación se cronifica, lo que contribuye a una depresión continua.

El efecto de esta neuroinflamación es un buen ejemplo de que todo lo que ocurre por debajo del cuello también afecta al cerebro. En este sentido, es interesante revisar además la relación entre obesidad y salud mental.

EL CEREBRO OBESO

Hay una relación inversa entre el tamaño de la barriga y el tamaño del cerebro. Multitud de estudios encuentran peor rendimiento cognitivo y mayor riesgo de demencia en personas obesas.

Podríamos pensar que personas con cerebros más pequeños tienen más dificultad para regular su comportamiento y por tanto más facilidad para engordar. Aunque esto podría explicar parte de la relación, los estudios de seguimiento parecen indicar que la ganancia de peso es generalmente previa al encogimiento del cerebro, y que parte de este efecto se revierte al perder peso.

Los estudios se basan en dos variables clave para evaluar el sobrepeso, el IMC (índice de masa corporal) y el perímetro abdominal, que es un indicador de grasa visceral. Aunque ambos se asocian con declive cognitivo y mayor riesgo de desarrollar depresión y enfermedades cognitivas, la grasa visceral suele mostrar una relación más clara.

Y no hablamos de diferencias pequeñas. En un estudio en más de 1.000 individuos, el grupo del quintil de mayor grasa abdominal tenía el triple de riesgo de desarrollar demencia que el grupo del quintil con menos grasa abdominal.

Y si al sobrepeso le añadimos diabetes tipo 2, el efecto es todavía mayor. A igualdad de grasa corporal, las personas con diabetes tipo 2 muestran peor función cognitiva y mayor riesgo de desarrollar demencia. Múltiples estudios indican que la desregulación de la glucosa perjudica de manera especial al cerebro. Niveles elevados de glucosa se asocian con atrofia de regiones clave como el hipocampo. Por otra parte, la resistencia a la insulina es un claro factor de riesgo en el desarrollo de trastornos como el alzhéimer, que en muchos casos tiene un fuerte componente metabólico.

Por suerte, muchos de estos efectos son reversibles al perder peso. Las personas con obesidad que se someten a cirugía bariátrica mejoran su rendimiento cognitivo en pocos meses, y las mejoras son proporcionales a la cantidad de grasa eliminada.

Todo lo anterior es un ejemplo más de la profunda conexión entre lo físico y lo mental. No es casualidad que los hábitos que son buenos para tu cuerpo lo sean para tu cerebro. Los comportamientos que reducen tu barriga aumentan tu cerebro.

EL CEREBRO EVOLUCIONÓ

> Pensar es un proceso físico. El cerebro humano no está exento de la evolución.
>
> STEVEN PINKER

Nuestro cerebro, al igual que nuestros ojos o nuestros dedos, es el resultado de un largo proceso evolutivo. La selección natural no se detuvo en el cuello, y moldeó lentamente la estructura y la función de nuestro cerebro. Todas sus zonas y comportamientos evolucionaron porque en algún momento de nuestro pasado aumentaron nuestras posibilidades de supervivencia o procreación.

En la lucha por la supervivencia, los animales optaron por diferentes estrategias. Mientras algunos se hacían más grandes o más fuertes, nosotros nos hicimos más inteligentes. Físicamente somos una especie poco imponente, pero nuestro sofisticado cerebro nos ha permitido dominar la jerarquía animal. Entender nuestro pasado nos ayudará también a mejorar nuestros hábitos. Muchos de los problemas a los que se enfrenta nuestro cerebro en el mundo moderno vienen precisamente de vivir en un entorno muy distinto al de nuestros ancestros. Hagamos un rápido repaso de la fascinante historia de nuestro cerebro.

Hace algo más de 4.000 millones de años, una serie de improbables reacciones químicas derivaron en las primeras formas de vida. Hablamos de células primitivas, compuestas por una membrana celular que las separaba del exterior y por ácidos nucleicos flotando libremente en su interior.

Estas células primitivas llevaban vidas sencillas. Sus únicas responsabilidades eran sobrevivir y reproducirse. La supervivencia no era muy compleja, ya que estaban rodeadas de fuentes de energía y no existían todavía depredadores que amenazaran su vida. La reproducción tampoco suponía un gran desafío. Llegado el momento, duplicaban simplemente su código genético, y de una célula surgían dos copias idénticas. En un mundo tan predecible, la inteligencia es prescindible.

Millones de años después, algunas células aprendieron a cooperar entre sí, dando lugar a los primeros seres multicelulares. En este grupo estaban las esponjas, las medusas y los corales. Sus comportamientos eran algo más sofisticados, pero se limitaban a reacciones automáticas ante los estímulos del entorno. Si detectaban alguna fuente de alimento se acercaban y si detectaban químicos peligrosos se alejaban. Su comportamiento estaba programado en sus propios genes. Morían con el mismo conocimiento con el que nacían.

Con el paso del tiempo, el entorno se hizo más complejo. La proliferación de nuevos organismos aumentó la competencia por los recursos. Unos animales empezaron a comerse a otros, y la aparición del sexo obligó a buscar pareja para la reproducción. A medida que los organismos desarrollaban nuevas capacidades, cobraba más importancia la selección del mejor comportamiento en cada momento.

Poco a poco, surgieron en algunos organismos células especializadas en tomar decisiones a partir de la información procedente del entorno. Los que seleccionaban las mejores acciones y aprendían más rápido de sus errores tenían más probabilidades de sobrevivir y transmitir su *inteligencia* a las siguientes generaciones.

Esas células especiales, antepasadas de las neuronas actuales, empezaron a agruparse en unidades funcionales denominadas ganglios. Originalmente estos ganglios estaban por todo el cuerpo, pero la selección natural averiguó que eran más útiles los que estaban más cerca de la boca. Si eres un gusano marino, muchas de tus decisiones giran alrededor de la comida, y estas decisiones serán más rápidas si la boca está cerca de tus pocas neuronas. Estas neuronas coevolucionaron con nuevos sentidos, y en especial con la vista. La información visual era vital para la supervivencia, y reducir la distancia entre los ojos y las neuronas implicaba una clara ventaja. Gradualmente, las unidades funcionales se fueron concentrando para formar un primitivo cerebro, con ramificaciones nerviosas hacia el resto del cuerpo.

No es fácil determinar el primer poseedor de un órgano que podríamos ya denominar cerebro, pero el consenso general es que el primer cerebro perteneció a una especie de artrópodo marino que vivió hace más de 500 millones de años. Este rudimentario cerebro demostró ser una gran herramienta para la supervivencia, y la selección natural continuó perfeccionándolo a lo largo de los años: no solo mejoró su capacidad de procesar información, sino también su control motor. Cerebros más sofisticados permitían movimientos más avanzados, facilitando la exploración de nuevos territorios.

Hace más de 300 millones de años, algunos seres marinos dejaron atrás el mar para adentrarse en la tierra. Las aletas se convirtieron en patas y surgieron los pulmones. Evolucionaron primero los anfibios y a partir de ellos los reptiles. En estos animales el cerebro estaba dominado por el cerebelo y el tronco del encéfalo. Coloquialmente se conoce a este conjunto como *cerebro reptiliano*, especializado en controlar comportamientos de supervivencia básicos: movimiento, respiración, latidos del corazón...

A partir de algunos reptiles evolucionaron con el tiempo los mamíferos, hace casi 200 millones de años. Añadieron gradualmente tejido neuronal, responsable de su comportamiento más complejo. Aumentaron de manera significativa las regiones cerebrales encargadas del olfato y las sensaciones táctiles. Esto encaja con la hipótesis de que los primeros mamíferos eran animales nocturnos. Se protegían durante el día de los feroces dinosaurios y salían a buscar comida al caer la noche.

Con la extinción de los dinosaurios, hace unos 65 millones de años, los mamíferos prosperaron, y su vida se hizo más diurna. Algunos subieron a los árboles y fundaron el imperio de los primates. La vista cobró entonces mayor protagonismo, por lo que la zona cerebral encargada de procesar información visual se expandió. Se enriqueció también su vida social, y la necesidad de colaborar con los demás produjo cambios importantes a nivel cerebral. Se volvieron, por ejemplo, más sofisticadas las zonas relacionadas con las emociones, que se agrupan bajo el nombre común de sistema límbico o *cerebro mamífero*.

A medida que el clima se enfriaba y los frondosos bosques africanos iban dando paso a la sabana, algunos de estos primates descendieron al suelo y desarrollaron mutaciones que les ayudaban a caminar sobre dos patas. De esta manera podían recorrer distancias más largas en busca de nuevos alimentos, y su dieta se hizo más variada. Hace unos 4 millones de años, los australopitecos ya vivían todo el tiempo en el suelo.

Vivir en el suelo tiene ventajas, pero también supone nuevas amenazas. Se especula que los australopitecos no caminaban con las manos vacías sino portando armas. Probablemente eran simples lanzas de madera, pero les permitían defenderse de depredadores y cazar sus propias presas. Su cerebro era todavía pequeño, de unos 500 centímetros cúbicos, pero mostraban cambios relevantes respecto a los de especies anteriores.

Poco a poco llegamos al género *Homo*. Hace más de 2 millones de años, especies como el *Homo habilis* ya tenían un cerebro suficientemente desarrollado como para fabricar herramientas de pesca y caza más avanzadas. Tiempo después llegó el *Homo erectus*, propietario de un mayor cerebro, de unos 800 centímetros cúbicos.

La historia del *Homo erectus* es especialmente interesante. Se le atribuye el dominio del fuego, que le permitió empezar a cocinar sus alimentos y conquistar nuevos territorios. Fue el primero en salir de África y sobrevivió durante más de 2 millones de años, un récord del que estamos todavía muy lejos los humanos. A lo largo de todo ese tiempo, su tamaño cerebral fue aumentando hasta dar paso a otras especies que derivarían en el *Homo sapiens*, es decir, nosotros.

Nuestro cerebro no es solo mayor que los anteriores, sino también más sofisticado. Debemos sentirnos especialmente orgullosos de su transformación más reciente: la expansión de la corteza prefrontal. Aunque esta zona estaba ya presente en especies anteriores, creció de forma acelerada en nuestro caso. Esta expansión obligó a crear multitud de pliegues para que el cráneo pudiera albergar el nuevo tejido cerebral. Sin todos estos pliegues —que dan a nuestro cerebro su apariencia de nuez—, el cerebro no cabría en nuestra cabeza.

Al contrario que los huesos, los cerebros no fosilizan, por lo que son invisibles para la arqueología. Podemos estimar la inteligencia de nuestros ancestros a través de medidas indirectas, como el tamaño del cráneo o el flujo de sangre que llegaba al cerebro.

Todavía se debate sobre los factores que contribuyeron a nuestro creciente cerebro, y seguramente fue una compleja interacción entre ellos. Si elevar la inteligencia hubiera sido una apuesta segura, se habría desarrollado también en otros animales, pero todos ellos se han contentado con modestos intelectos.

Para empezar, cerebros avanzados suponen un gran gasto energético, y esto era una apuesta arriesgada en la sabana. Todo apunta a que ciertos cambios en la dieta debieron de jugar un papel crucial, y en esto fue clave el control del fuego. Cocinar los alimentos, desde carnes hasta pescados y tubérculos, facilitó su digestión y nos permitió extraer más energía de ellos. A medida que el cerebro de nuestros ancestros crecía, su intestino se reducía. Un intestino pequeño gasta menos, pudiendo derivar la energía sobrante hacia nuestro hambriento cerebro.

Esa dieta más diversa ofrecía también nutrientes que parecen haber jugado un papel importante en nuestro cerebro. La carne aportaba zinc y hierro. El pescado era una buena fuente de selenio y sobre todo de DHA, un tipo de omega 3 relevante para el desarrollo cerebral.

Pequeños cambios pudieron haber desencadenado un círculo virtuoso: un poco más de inteligencia nos permitía obtener algo más de alimento, que a su vez permitía soportar un mayor cerebro.

Otro aspecto que parece haber influido de manera especial en nuestro creciente poder mental es nuestro marcado carácter social. Como exploraremos en el capítulo 8, vivir en sociedades complejas como la nuestra requiere a su vez un cerebro complejo.

EVOLUCIÓN DE LOS TRASTORNOS MENTALES

Si el cerebro humano es la joya de la corona de la selección natural, ¿por qué parece tan vulnerable a la enfermedad mental? En muchos países desarrollados la depresión es la primera causa de discapacidad, acompañada muchas veces de trastornos de ansiedad. En España se producen 11 suicidios por cada homicidio, lo que convierte a nuestro propio cerebro en una amenaza más letal que cualquier criminal.

Por otro lado, la distinción entre estados mentales normales y patológicos es con frecuencia arbitraria, y muchos trastornos surgen de un intento de adaptación al medio. Vimos, por ejemplo, que la depresión podría ser una respuesta sensata a un estado de alarma causado por una invasión bacteriana. Si tu sistema inmune requiere más recursos para su respuesta inflamatoria, le dirá a tu cerebro que te mande moverte menos. A lo largo de la evolución, la utilidad o no de una emoción dependía por tanto de la situación. En momentos de peligro o amenaza, la ansiedad era una respuesta adecuada. En momentos de bonanza, prosperaban los que mostraban más deseo y entusiasmo. La supervivencia no favorecía por tanto a los ansiosos o a los entusiastas, sino a los que mejor adaptaban su estado de ánimo a la realidad del entorno.

Nuestro cerebro tiene buenas razones para generar malas emociones. Por ejemplo, la ansiedad evolucionó por la misma razón que el dolor o las náuseas: porque en ciertos momentos nos ayudaba.

El dolor es desagradable pero necesario. Algunas personas sufren de analgesia congénita, un raro trastorno genético que les impide sentir dolor físico de ninguna clase. En ausencia de dolor, se queman, se golpean y hasta mastican su propia lengua. Sus vidas son duras y generalmente cortas.

Las náuseas representan otra sensación negativa pero útil, al evitar la ingesta de alimentos potencialmente peligrosos. Por eso se acentúan en períodos de especial vulnerabilidad, como el embarazo. La fiebre o la tos son ejemplos adicionales de respuestas desagradables pero beneficiosas, que ayudan a combatir patógenos invasores.

El problema viene cuando, por algún motivo, nuestro cuerpo pierde la capacidad de regular estas sensaciones desagradables. Si, por ejemplo, el dolor se cronifica y permanece después de que el tejido se haya curado, estamos ante una respuesta patológica. Y lo mismo puede ocurrir con las respuestas emocionales. Tampoco es fácil determinar qué síntomas asociados a la depresión son una respuesta natural a acontecimientos recientes en nuestra vida y a partir de qué momento deben considerarse ya como una enfermedad.

Los trastornos mentales son tan antiguos como los primeros cerebros, pero algunos de estos trastornos han aumentado en los últimos tiempos. Nuestros mecanismos de regulación emocional evolucionaron en un entorno muy distinto al actual, y los estímulos modernos pueden elevar el riesgo de enfermedad mental. Por ejemplo, tener un cerebro que premiaba con placer comportamientos con resultados beneficiosos, como buscar el sabor dulce, eleva hoy el riesgo de adicción. Nuestro cerebro no ha tenido suficiente tiempo para adaptarse a sustancias purificadas, como ciertas drogas, miles de veces más potentes que las que enfrentó en su evolución.

A lo largo del libro veremos que recuperar los estímulos

ancestrales a los que está adaptado nuestro cerebro ayudará a combatir los trastornos más frecuentes.

EL CEREBRO PREMATURO

> El cerebro humano empieza a funcionar el día que naces y no se detiene hasta que sales a hablar en público.
>
> GEORGE JESSEL

A juzgar por las capacidades de un recién nacido, nadie imaginaría que somos la especie más inteligente del planeta. Un nuevo humano tardará muchos meses en aprender a caminar, y durante años seguirá dependiendo totalmente de los demás. En cambio, otros animales se emancipan rápido: los bebés delfines nadan al nacer, y un potro aprende en pocas horas a mantenerse de pie.

Esta rápida independencia otorga a otros animales una ventaja inicial, pero les resta flexibilidad. Su desarrollo neuronal es rápido porque sigue una rutina predefinida, *diseñada* para prosperar en un entorno específico. Pueden aprender, por supuesto, pero su margen de adaptación es limitado. Si naciesen en un mundo muy diferente, morirían rápidamente.

En los humanos, sin embargo, el lento desarrollo neuronal facilita la adaptación al entorno. Nuestro prematuro cerebro se va moldeando progresivamente a partir de las experiencias a las que se enfrenta. La lentitud de este proceso nos mantiene indefensos durante mucho más tiempo, pero nos permite absorber la inteligencia cultural acumulada durante milenios por nuestros ancestros. El cerebro de un bebé no sabe si para sobrevivir deberá aprender a cazar, sembrar o programar inteligencia artificial. Esta gran plasticidad le permitirá adaptarse a la sabana africana, pero también a la tundra siberiana o a la jungla urbana de Manhattan.

Esto no implica por supuesto que nazcamos como una hoja en blanco. Una parte importante de nuestro comportamiento está impresa en nuestros genes, en nuestro cableado neuronal de serie. Todos los comportamientos que ofrecían una ventaja evolutiva, que resolvían problemas a los que nuestros ancestros se enfrentaban con frecuencia, fueron integrados en nuestro ADN. Al igual que el resto de los animales, nacemos con un software original imposible de cambiar.

Sin embargo, nuestra flexibilidad cognitiva supera con creces la de cualquier otro animal y es la principal causa de nuestro éxito evolutivo. De hecho, uno de los comportamientos innatos con el que nacemos programados es el de explorar. Los bebés testean todo lo que les rodea: observan, tocan, saborean... Venimos también cableados con la capacidad natural de formar hipótesis sobre cómo funciona el mundo a nuestro alrededor. Los bebés muestran especial sorpresa cuando observan fenómenos que violan las leyes de la física, como ver dos objetos chocar sin que alteren su velocidad o dirección. Tienen además una capacidad natural para imitar.

¿Cómo logra todo esto nuestro cerebro? Para entenderlo, debemos profundizar un poco más en su desarrollo.

Al nacer existen ya conexiones entre nuestra infinidad de neuronas, formadas durante el embarazo. Sin embargo, es tras el parto cuando comienza la gran explosión sináptica.

Cada interacción con el entorno genera nuevas conexiones entre neuronas, conectándose unas con otras a un ritmo trepidante. Algunos estudios indican que pueden formarse más de un millón de nuevas conexiones por segundo. Este proceso alcanza su punto álgido alrededor de los 2 años, haciendo que un niño de esta edad tenga el doble de conexiones neuronales que un adulto. Tras esta fase de exuberancia vienen los recortes, y empieza el proceso de poda sináptica. Las conexiones poco utilizadas se eliminan, y las usadas con frecuencia se refuerzan.

A los 8 años, el número de conexiones sinápticas es ya similar al de un adulto, pero el cerebro tiene todavía mucho trabajo por delante. Al llegar la pubertad, el proceso se repite de nuevo, pero en zonas distintas del cerebro. La corteza prefrontal, la zona evolutivamente más moderna de nuestra especie, es la última en madurar. En esta región se siguen creando (y después podando) conexiones neuronales pasados los 20 años. Dado que la corteza prefrontal es responsable de regular nuestro comportamiento, no es de extrañar la impulsividad que vemos a esta edad. Podemos votar, conducir y casarnos con cerebros *incompletos*. Si hiciste cosas de las que te arrepientes durante este tiempo, puedes culpar a tu prematuro cerebro.

A los 25 años, los grandes movimientos tectónicos de la infancia y la adolescencia dan paso a un entorno neuronal más estable. Pero estabilidad no implica estancamiento, y cada vez tenemos más evidencia sobre la gran capacidad de cambio y crecimiento de nuestro cerebro. Nuestros hábitos modifican nuestro cerebro mucho más de lo que creemos. Cada interacción con el mundo externo tiene efecto. A su vez, esta interacción sería imposible sin los sentidos, cuya relación con el cerebro es mucho más compleja de lo que piensas.

EL CEREBRO CREA TU REALIDAD

> Solía pensar que el cerebro era el órgano más maravilloso de mi cuerpo, hasta que me di cuenta de quién me decía eso.
>
> EMO PHILIPS

El cerebro, con toda su complejidad, es un órgano más, y depende del resto del cuerpo para su correcto funcionamiento. Más adelante veremos, por ejemplo, la estrecha relación entre la salud coronaria y la salud mental, y el impacto que tu intestino tiene en tu cerebro.

Además, el cerebro serviría de poco sin conexión con el resto del cuerpo. Vive encerrado en un oscuro y solitario cráneo, sin acceso directo al mundo externo. Por tanto, el cerebro depende de la constante información que recibe de los sentidos, la única conexión de su búnker óseo con el exterior.

A pesar de lo que crees percibir, ahí fuera solo existe energía y materia. Tus sentidos transforman ciertos elementos del entorno en señales electroquímicas, el único lenguaje que entiende tu cerebro. Tus ojos detectan fotones, tus oídos oscilaciones en la presión del aire y tu olfato compuestos químicos volátiles. Pero las experiencias de ver, oír u oler se producen en el cerebro. Los colores y los olores existen únicamente en tu cabeza. Tu percepción de la realidad es una simple ilusión creada por tu maquinaria mental, una especie de alquimia biológica que integra multitud de señales eléctricas inconexas para crear una rica experiencia.

Tus sentidos perciben una ínfima parte de la realidad, y además tu cerebro ignora la mayoría de la información enviada por estos sentidos. Si tuviera que prestar atención a toda esa información se abrumaría y sería incapaz de responder de manera efectiva. A lo largo de millones de años, nuestro cerebro se especializó en priorizar la información que entiende relevante para la supervivencia o la procreación, descartando todo lo demás. Su objetivo es crear una representación simplificada de lo que existe ahí fuera, no un reflejo perfecto.

De hecho, tu cerebro no se limita a simplificar la realidad, sino que la altera. Para crear su representación interna combina la información recibida a través de los sentidos con la información producida por él mismo. No espera con pasividad a recibir información del exterior, sino que intenta predecir constantemente lo que percibirá a continuación. Lo que esperas ver condiciona lo que al final ves. Nuestra percepción de la realidad tiene tanto que ver con la información que tu cerebro recibe del exterior como con la que él mismo genera. Si necesitásemos una representación fidedigna de lo que existe ahí fuera, nos hubiera comido el león mientras seguíamos procesando información. Para tu cerebro, la supervivencia es más importante que la verdad.

Analicemos, por ejemplo, nuestro sentido dominante: la visión.

Tus ojos no funcionan como cámaras de vídeo

La capacidad de ver nos resulta tan natural que nos cuesta imaginar su enorme demanda neuronal. Al contrario de lo que diría tu intuición, la vista no funciona como una videocámara que capta imágenes en movimiento. Tus ojos se limitan a convertir fotones en impulsos eléctricos, que son enviados al cerebro. Imaginar la realidad a partir de billones de impulsos eléctricos es un proceso muy complejo que involucra a casi un tercio de tu cerebro. La visión no es un sentido pasivo, sino un proceso cognitivo muy activo.

Además, en tu cerebro choca la información que llega de los sentidos con la información que generan sus propios modelos predictivos. Tu percepción final es una combinación de ambas.

Igual que los fallos en Matrix hacían sospechar a Neo que vivía dentro de una simulación, las ilusiones ópticas nos dan pistas sobre el procesamiento interno que realiza el cerebro. Veamos algunos ejemplos, empezando por el punto ciego.

La retina está cubierta de células que perciben la luz, excepto en la zona específica donde se inserta el nervio óptico. Si tu cerebro te mostrase lo que perciben realmente tus ojos, verías siempre agujeros negros en esa zona. Sin embargo, tu cerebro rellena esos espacios con lo que asume que hay ahí.

Para comprobarlo, observa la imagen que aparece a continuación, cierra tu ojo izquierdo, aleja tu cara unos 50 centímetros de la página y fija la vista en el símbolo «+». Acerca tu cara despacio hasta que desaparezca el círculo, normalmente a unos 30 centímetros, cuando entra en el punto ciego de tu ojo. ¿Qué hace tu cerebro entonces? En vez de mostrarte un agujero negro, elabora un supuesto y rellena ese vacío de información con la textura que percibe alrededor.

Tus ojos tienen un punto ciego, pero tu cerebro lo rellena.

La siguiente imagen es otro buen ejemplo de cómo lo que esperamos ver condiciona lo que vemos. Las casillas A y B son del mismo color, pero tu cerebro oscurece la casilla B porque espera que esté cubierta por una sombra. Si la sombra no está, la crea, pues asume que el problema está en tus ojos.

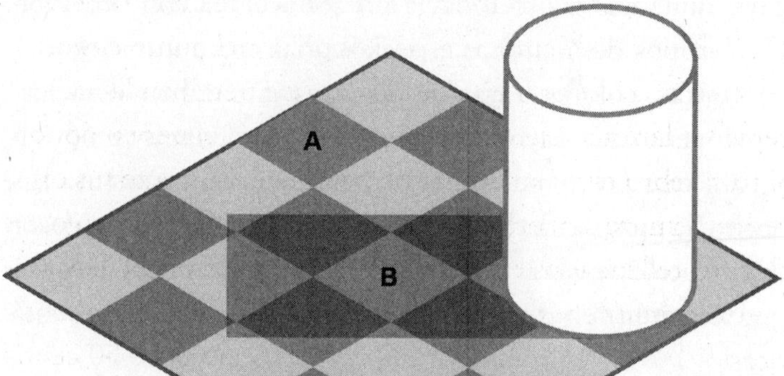

Si tus ojos no perciben una sombra, tu cerebro la crea.

Por último, seguramente ves un cuadrado en el centro de esta imagen, a pesar de que solo existen cuatro círculos incompletos. Los lados del cuadrado son creados por las expectativas de tu cerebro.

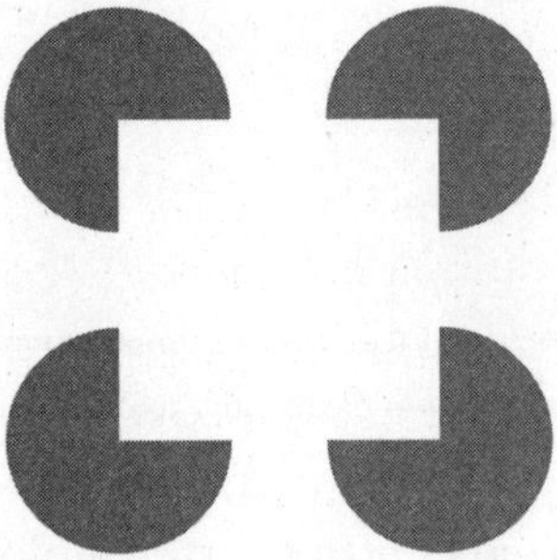

Cuatro círculos incompletos crean un cuadrado en tu cerebro.

Llamamos a estos efectos ilusiones ópticas, pero debemos entender que toda la visión es en cierta manera una ilusión, cuyo funcionamiento todavía no conocemos con precisión. Hay grupos de neuronas especializadas en capturar bordes, contrastes, colores, rayas de distintas direcciones o incluso movimiento. La mayor parte de nuestras amenazas se movían, de ahí que prestemos especial atención al movimiento. De hecho, la incapacidad de percibir el movimiento es un desorden neurológico real denominado akinetopsia. Las personas que lo sufren ven el mundo como una serie de imágenes estáticas.

Todo este proceso es tremendamente complejo, y perfeccionarlo requiere tiempo. Además, existe una ventana de oportunidad en la que es más fácil aprender a ver. Gatos que desde pequeños son criados con un ojo tapado nunca desarrollan visión binocular ni percepción de profundidad, aunque se les quite el parche tiempo después. Lo mismo se observa en niños que crecen con limitaciones de visión en un ojo: aunque recuperen la salud ocular (por ejemplo, mediante cirugía de catarata), la visión tarda mucho en mejorar porque deben reaprender a ver. O al revés, si sufres un daño en el lóbulo occipital, creador de la visión, podrías quedarte ciego aunque tus ojos sigan intactos.

En resumen, tu cerebro vive en una oscura cámara acorazada, pero crea una vívida realidad a partir tanto de los impulsos eléctricos enviados por tus sentidos como de sus propias expectativas.

No deben preocuparnos
las arrugas del rostro, sino las
del cerebro.

Ramón y Cajal

2

TU CEREBRO PUEDE CRECER

Hace cincuenta años, la idea de que un cerebro adulto podía cambiar o crecer era una herejía. Tras el rápido desarrollo de la infancia y la adolescencia, se asumía que el cerebro había alcanzado su máximo potencial. A partir de ese momento solo podía esperarse un lento pero constante deterioro. Se asumía también que no se formaban neuronas nuevas, por lo que cualquier daño resultaría irreparable.

Esta creencia se debió en gran medida al padre de la neurociencia, Ramón y Cajal, quien nunca pudo observar la formación de neuronas nuevas en cerebros maduros. En 1913 escribía lo siguiente: «En el cerebro adulto las conexiones nerviosas son fijas e inmutables. Todo puede morir, nada puede regenerarse». Esta visión pesimista se convirtió en un dogma central de la neurociencia.

Sin embargo, la evidencia de que el cerebro puede cambiar no es nueva. En 1793, el anatomista italiano Vincenzo Malacarne dividió en grupos a cachorros de la misma camada, exponiéndolos después a distintos tipos de estímulos. Con el tiempo, observó que el cerebelo de los perros más entrenados había aumentado, y replicó estos resultados en experimentos con pájaros.

El propio Darwin especulaba sobre el impacto del entorno en el tamaño cerebral, al comprobar que los cerebros de conejos domésticos eran más pequeños que los de las liebres salvajes. Lo atribuía a que la supervivencia en un entorno salvaje requería hacer uso constante de multitud de habilidades, que se atrofiaban al vivir en entornos carentes de ciertos desafíos. Quizá el cerebro se encogía por la falta de uso, al igual que los músculos.

Eran todavía observaciones burdas, en épocas donde se desconocía la estructura básica del cerebro. En los años sesenta, técnicas microscópicas más avanzadas que las que utilizaba Ramón y Cajal permitieron a distintos investigadores observar la formación de neuronas nuevas en los cerebros de animales adultos. Veían, por ejemplo, cómo el cerebro de los canarios macho aumentaba de tamaño en primavera, cuando aprendían canciones nuevas para atraer a las hembras. Estas observaciones continuaron, pero la comunidad científica permaneció escéptica durante varias décadas, aferrándose al dogma del cerebro inmutable. Todo cambió cuando en los años noventa se demostró el desarrollo de neuronas nuevas en monos (más cercanos a nosotros) y pocos años después llegaron las primeras evidencias en humanos. Recientemente se ha demostrado el crecimiento de nuevas neuronas en el hipocampo de adultos de más de 90 años, poniendo punto final a la creencia del cerebro estático.

Un ejemplo dramático de esta gran plasticidad cerebral lo encontramos en los taxistas de cualquier gran ciudad. Antes de Google Maps debían memorizar miles y miles de direcciones, y hoy conocemos el efecto de este aprendizaje en su cerebro. Los primeros estudios se realizaron con taxistas londinenses, quienes deben superar una de las más exigentes pruebas de memorización del planeta: *The Knowledge*. Este examen se empezó a realizar en 1865, y su complejidad aumentó a medida que crecía la ciudad. Actualmente implica memorizar más de 25.000 calles, 20.000 hitos de interés y cientos de rutas frecuentes de Londres. Para pasar con éxito el examen deben dedicar miles de horas a memorizar y conducir por las laberínticas calles de esa ciudad.

Al analizar los cerebros de los taxistas londinenses, los investigadores veían hipocampos mucho mayores comparados con los de personas con similar educación y edad. Como veremos más adelante, esta zona cerebral desempeña un papel clave en el aprendizaje y la memoria. Pero debemos recordar que correlación no implica causalidad. ¿Memorizar miles de calles aumenta el hipocampo o las personas con grandes hipocampos son las que aprueban los exámenes?

Para responder esta pregunta se realizaron estudios posteriores. Se midió el tamaño cerebral de aspirantes a taxista antes de empezar a preparar el examen y se comparó con su medida tras superar el examen con éxito. La conclusión fue clara: la práctica mental hace crecer el cerebro.

No podemos culpar a Ramón y Cajal por sus conclusiones, pues simplemente documentó lo que observó. Además, como buen científico, dejó una puerta abierta al progreso de la ciencia. Prueba de ello es que, después de afirmar que el cerebro era inmutable y no podía regenerarse, escribió lo siguiente: «Corresponde a la ciencia del futuro cambiar, si es posible, este cruel decreto».

Por suerte, así ha sido. La nueva neurociencia ha demostrado que el cerebro es un órgano mucho más dinámico y moldeable de lo que se pensaba antes. Nuestras decisiones diarias influyen en cómo rinde nuestro cerebro hoy y en cómo envejecerá mañana. Para entender mejor este proceso debemos profundizar en uno de los conceptos centrales de este libro: la neuroplasticidad.

NEUROPLASTICIDAD

> Nada acelera más la atrofia del cerebro que mantenerlo inmovilizado en el mismo entorno.
>
> NORMAN DOIDGE

El concepto de neuroplasticidad agrupa un amplio conjunto de mecanismos a través de los cuales nuestro cerebro cambia, tanto a nivel estructural como funcional.

La llamada plasticidad sináptica es quizá el principal pilar sobre el que descansa nuestra asombrosa maleabilidad mental. Existen más conexiones entre tus neuronas que estrellas en la Vía Láctea, y tus acciones cambian constantemente la naturaleza de esas conexiones.

Tus comportamientos determinan en gran medida qué conexiones se fortalecen y cuáles se debilitan, lo que influye en procesos clave como la memoria y el aprendizaje. No importa solo el número de conexiones, sino también su calidad. Las neuronas cuyos axones no están suficientemente mielinizados (recuerda que la mielina es su aislante natural) dificultan la transmisión de las señales eléctricas, perjudicando la comunicación entre distintas partes de tu cerebro. Añadir mielina o crear más dendritas mejora la comunicación neuronal, un ejemplo más de plasticidad. Y como vimos, tu cerebro no se limita a crear nuevas conexiones o sinapsis entre neuronas, sino que es capaz de desarrollar además neuronas nuevas, sobre todo en zonas específicas del cerebro como el hipocampo.

Otro aspecto que condiciona la capacidad de crecimiento de tu cerebro es la calidad de su comunicación con el corazón. Aristóteles pensaba que el origen de nuestra inteligencia estaba en el corazón, que en su proceso de crear pensamientos y emociones producía calor. Creía que la función principal del cerebro era simplemente enfriar el corazón, función que realizaría de manera conjunta con los pulmones. Aunque equivocado, no iba del todo desencaminado, o al menos acertó al sospechar de una estrecha relación entre el cerebro y el corazón. Nuestro cerebro requiere un suministro constante de oxígeno y nutrientes, haciendo que su funcionamiento dependa de la capacidad del corazón de enviar suficiente sangre a través de los vasos sanguíneos. Un 20 % de la sangre bombeada por el corazón debería llegar al cerebro. Cualquier limitación en este flujo constante entorpecerá su rendimiento y su plasticidad.

No es de extrañar, por tanto, que los problemas coronarios se asocien con un menor volumen cerebral. Sin suficiente oxígeno, el cerebro no explotará su potencial. Se cree de hecho que mejorar la vascularización cerebral —a través de un proceso denominado angiogénesis— favorece la plasticidad.

RESERVA COGNITIVA

Como vimos, el cerebro es materia, y cualquier daño en esa materia podría afectar a su función. Sin embargo, la relación no es tan directa como se creía hace unas décadas, ya que el cerebro puede desarrollar estrategias de defensa.

Los primeros indicios de esta capacidad de protección cerebral vinieron del llamado «estudio de las monjas». Desde mediados de los años ochenta, este estudio analizó la progresión cognitiva de cientos de monjas de más de 75 años: cada cierto tiempo, los investigadores evaluaban el estado cognitivo de las religiosas, con especial interés en la aparición y evolución de los síntomas del alzhéimer.

Estudiar a monjas de la misma orden religiosa reduce los factores de confusión tradicionales de los grandes estudios poblacionales, como diferencias socioeconómicas o de estilo de vida. Las monjas llevan vidas similares, tanto en términos de alimentación como de actividad física; no es casualidad que su propia vestimenta se denomine «hábito». Esta similitud facilita la identificación posterior de los factores que explican la aparición o progresión de cualquier enfermedad.

Al comienzo del estudio, todas las participantes acordaron donar su cerebro tras su muerte, y el resultado de estudiar estos cerebros sorprendió a los expertos. Hasta entonces se asumía que la causa del alzhéimer era la acumulación de placa amiloide en el cerebro, formada a su vez por proteínas beta-amiloides desnaturalizadas. Sin embargo, al analizar bajo el microscopio los cerebros de las monjas fallecidas no encontraron una relación tan clara entre la acumulación de estas proteínas dañinas y los síntomas de alzhéimer durante los años previos a la muerte.

Algunos cerebros se veían devastados por la enfermedad, a pesar de que pertenecían a monjas que se habían mantenido activas y lúcidas hasta el final. Otros cerebros, por el contrario, mostraban solo pequeños daños, pero sus propietarias habían desarrollado síntomas de alzhéimer desde hacía muchos años.

Esto hizo pensar a los investigadores que algunas monjas habían desarrollado una mayor protección contra los daños físicos causados por la enfermedad, evitando su impacto en el rendimiento mental. Estudios posteriores en distintos colectivos obtuvieron las mismas conclusiones, y denominaron a este fenómeno «reserva cognitiva».

Todavía desconocemos las distintas estrategias de nuestro cerebro para resistir el daño físico, pero son un ejemplo más de su sorprendente plasticidad. Parece ser capaz de trasladar actividades que realizaban zonas dañadas hacia otras todavía sanas, con mínimo impacto final en las capacidades cognitivas observables. Sin embargo, esta capacidad es limitada, y dependerá de la reserva existente en otras áreas. Si se supera esta reserva, los síntomas de la enfermedad se manifestarán.

Podríamos hacer el símil de un albañil y sus herramientas. Un albañil que a lo largo de su carrera ha acumulado multitud de herramientas sufrirá menos impacto cuando pierda cualquiera de ellas. Si se le rompe un martillo podrá utilizar un mazo, sin que se vea muy afectado su trabajo. El albañil que solo tiene un martillo y un destornillador será mucho más vulnerable a la pérdida de cualquiera de sus herramientas.

Parte de las diferencias en esta reserva cognitiva es genética, pero estudios recientes demuestran que nuestros hábitos diarios también la afectan. Lo que hacemos cada día puede aumentar o disminuir nuestra reserva cognitiva, y en este libro aprenderás algunas claves relevantes para mejorarla.

EL HIPOCAMPO Y LA MEMORIA

> La memoria es engañosa porque es coloreada por los eventos actuales.
>
> ALBERT EINSTEIN

La extraordinaria plasticidad de nuestro cerebro es uno de los mayores descubrimientos de la neurociencia reciente, pero no todo el cerebro puede cambiar por igual. Algunas zonas son más plásticas que otras, y en este sentido destaca una en especial: el hipocampo.

Su gran plasticidad está ligada a su importante función en la memoria y el aprendizaje. El hipocampo es una de las últimas zonas en madurar, pero una de las primeras en degenerar. Por este motivo, uno de los primeros síntomas cognitivos del envejecimiento es la dificultad para recordar.

El hipocampo actúa como una especie de filtro de entrada de información al cerebro, y decide qué cosas descartar y cuáles recordar. De la información a retener, determina además cuál necesitará solo de manera temporal (dónde aparcaste el coche esta mañana) y cuál le interesa conservar para siempre (el nombre de un ser querido). Esta última se envía a otras zonas de la corteza para ser archivada.

Nuestro conocimiento inicial sobre la importancia del hipocampo en la memoria vino, una vez más, de una tragedia personal. Henry Molaison, nacido en Estados Unidos en 1926, sufría una grave e intratable epilepsia. Los ataques constantes eran incapacitantes y su neurocirujano propuso extirpar la zona del cerebro donde se originaban. En 1953 Molaison salió del quirófano sin dos terceras partes de su hipocampo. Este tratamiento radical fue un éxito parcial. Vivió sin nuevos ataques el resto de sus días, pero también tuvo que vivir sin nuevos recuerdos. Podía recordar gran parte de su pasado, pero era incapaz de incorporar nuevas experiencias a su memoria a largo plazo. Hasta su muerte en 2008, Molaison fue ampliamente estudiado, y su caso permitió avanzar nuestro conocimiento sobre los distintos tipos de memoria. Muchos de sus recuerdos anteriores permanecían intactos, indicando que el hipocampo no almacena recuerdos a largo plazo. Además, podía aprender a realizar nuevas actividades físicas, confirmando que su memoria procedimental, ligada al recuerdo de habilidades motoras, tampoco había sido dañada. Como en ocasiones anteriores, fue un oscuro suceso el que iluminó el camino del conocimiento.

Y algo similar ocurre en el caso de pacientes con alzhéimer, al ser el hipocampo una de las primeras zonas afectadas. La dificultad para consolidar recuerdos nuevos condena a estas personas a vivir por siempre en el pasado.

TU MEMORIA TE ENGAÑA

> Cada acto de percepción es en cierta medida un acto de creación, y cada acto de la memoria es en cierta medida un acto de imaginación.
>
> Oliver Sacks

Las células de tu piel son reemplazadas por células nuevas cada pocas semanas. Tus glóbulos rojos son sustituidos por otros cada pocos meses. Incluso tus huesos están hechos de células totalmente distintas a las que tenías hace unos años. Entonces, si todas las células de tu cuerpo son reemplazadas por otras con el tiempo, ¿quién eres en realidad? Algunos afirman que somos el cúmulo de nuestras experiencias pasadas, y que nuestros recuerdos son lo único que nos une al pasado. En este caso, ¿quién serías entonces si muchos de tus recuerdos fueran falsos?

Si tienes suficientes años recordarás perfectamente qué hacías, dónde estabas y quién te acompañaba el 11 de septiembre de 2001, cuando dos aviones derribaron las Torres Gemelas. Tus recuerdos de aquel día son vívidos, claros y, en muchos casos, equivocados.

Un grupo de investigación de la Universidad de Nueva York inició un estudio sobre nuestros recuerdos tras este trágico evento. Pocos días después del atentado hicieron una encuesta a más de 3.000 personas, en la que les preguntaron cómo se habían enterado de la noticia, dónde y con quién estaban, y algunos datos más específicos del atentado global, como el número de aviones secuestrados en total.

Repitieron la encuesta un año más tarde a las mismas personas, y las respuestas que obtuvieron fueron en muchos casos distintas. Por ejemplo, solo un 63 % dio la misma respuesta cuando les preguntaron cómo se habían enterado del atentado. A los tres años, solo un 57 % mantuvo la misma respuesta que justo después del suceso. Lo sorprendente fue que, a pesar de cambiar sus recuerdos, mostraban la misma certeza que pocos días después del atentado. No dudaban ni se creían capaces de confundir un dato tan importante. Es más, al hacerles conscientes de la contradicción, algunos aseguraban que la respuesta original debía de ser la equivocada. Tal es la convicción que tenemos respecto a nuestros recuerdos, aunque sean opuestos a los hechos.

No es un estudio aislado. Se suma a estudios similares que se realizaron tras otros acontecimientos dramáticos del pasado, como la explosión del *Challenger* en 1986 o el asesinato de Kennedy en 1963. Estos estudios demuestran que nuestros recuerdos cambian con el tiempo, pero no somos conscientes de ello.

En algunos casos, nuestros falsos recuerdos tienen resultados más serios. Las decisiones judiciales dependen muchas veces de la precisión de nuestra memoria, y los jurados suelen dar especial credibilidad a los testimonios de los testigos. Sin embargo, como hemos visto, los recuerdos son volátiles, y es frecuente que los testigos de un crimen den versiones casi opuestas de lo ocurrido. Incluso los que han vivido el suceso más de cerca, y que afirman recordar con más claridad, sufren los mismos sesgos que los demás. La emoción nos hace recordar con más convicción, pero no con más precisión.

La magnitud del problema resultó evidente cuando se introdujeron en los juicios los análisis de ADN. En pocos años salieron a la luz cientos de casos donde las pruebas de ADN demostraban que muchos inocentes habían sido injustamente encarcelados. Según un estudio de la organización Innocence Project, el 71 % de las personas cuyas condenas fueron anuladas al aplicar los test de ADN habían sido condenadas por testimonios de testigos.

¿Por qué nuestra memoria es tan poco fiable? Porque la función más importante de la memoria no es recordar el pasado, sino ayudarnos a tomar mejores decisiones en el presente.

Como hemos visto, el cerebro es una máquina predictiva que otorga mucha más importancia a la supervivencia que a la verdad. Por esta razón trata el pasado y el futuro de manera similar. La memoria y la imaginación son procesos distintos, pero muy relacionados.

Recordar con precisión el pasado era menos importante para nuestra supervivencia que tomar decisiones más acertadas en el presente. Desde este punto de vista, es perfectamente razonable alterar nuestros recuerdos a medida que aprendemos.

Al contrario de lo que percibimos, nuestra memoria no funciona como un almacenamiento estático de imágenes y segmentos de vídeo. De cada vivencia se toman en realidad una serie de *muestras*, que se almacenan en distintos circuitos neuronales. A partir de una misma experiencia, los cerebros de distintas personas prestarán atención a distintos aspectos, creando ya de entrada distintos recuerdos.

Además, el propio proceso de recordar altera lo recordado. Recordar no equivale a buscar un vídeo y reproducirlo, sino más bien a editar un vídeo nuevo cada vez usando los fragmentos dispersos en varias partes del cerebro. Entre estos fragmentos siempre quedan muchos huecos que el cerebro rellena a partir de todo su conocimiento nuevo. Es decir, para recordar necesitas imaginar. Y a medida que tus experiencias cambian, también lo hace tu imaginación, alterando tus recuerdos. El nuevo recuerdo altera en cierta manera el viejo, pero no somos conscientes de ello.

Parte de la distorsión es social. Al hablar con los demás sobre ciertos momentos compartidos del pasado, sus recuerdos se integran con los nuestros. Lo que vemos en la televisión o leemos en las noticias también moldea nuestros recuerdos.

Volviendo a su función en la supervivencia, nuestra memoria debía ser suficientemente precisa como para recordar dónde encontrar fuentes de comida o piedras adecuadas para construir lanzas, pero lo suficientemente moldeable como para integrar nuevas experiencias y así responder mejor a futuros problemas.

Una evidencia adicional del papel de la memoria en nuestra toma de decisiones la encontramos en el propio Henry Molaison, cuya trágica historia describimos en la sección anterior. Su hipocampo dañado no solo le impedía formar nuevas memorias, sino también tomar nuevas decisiones. Cuando le preguntaban qué quería hacer mañana era incapaz de responder o se limitaba a ofrecer respuestas vagas. Si no recuerdas las experiencias del pasado, es difícil imaginar lo que quieres hacer en el futuro.

CÓMO HACER CRECER TU CEREBRO

Cuidamos más aquello que entendemos mejor. Por eso he intentado ofrecerte primero una visión general de tu cerebro y de lo maravilloso que es su funcionamiento. En los próximos capítulos profundizaremos ya en recomendaciones concretas para mejorar este órgano tan especial.

Empezaremos hablando de alimentación. Lo que comemos tiene un impacto directo en la salud del cerebro, y nuestra plasticidad cerebral requiere una serie de nutrientes esenciales para prosperar. A lo largo de cientos de miles de años nuestro cerebro se ha adaptado a extraer energía y nutrientes a partir de ciertos alimentos, y los cambios recientes en nuestros hábitos dietéticos le afectan muy negativamente. Por suerte, podemos revertir este daño con el patrón dietético adecuado, que detallaremos en el capítulo 3.

Veremos después la profunda conexión entre el cerebro y el sistema digestivo a través de una autopista de doble sentido denominada eje intestino-cerebro. La salud de nuestro intestino y la microbiota que alberga impactan directamente en nuestra salud mental, y por suerte la podemos mejorar. En el capítulo 4 explicaremos esta relación y presentaremos el concepto de psicobióticos, un enfoque muy prometedor en el tratamiento de trastornos mentales a través de intervenciones en la microbiota.

En el capítulo 5 pasaremos a explicar la importancia del ejercicio en la salud mental. Nuestro cerebro evolucionó en movimiento y el sedentarismo atrofia tanto nuestra musculatura como nuestras neuronas. Veremos qué tipos de entrenamientos benefician a nuestro cerebro y las dosis adecuadas.

El siguiente aspecto que revisaremos será el sueño. Al contrario de lo que muchos creen, nuestro cerebro no reduce su actividad por la noche, sino que en muchos casos la aumenta. Mientras dormimos, el cerebro consolida lo que aprendemos y filtra nuestros recuerdos, eliminando además sus desechos. Parece que el cerebro inmoviliza nuestro cuerpo para realizar sus tareas de mantenimiento. En el capítulo 6 entenderás la importancia del sueño para el cerebro y por qué debes respetar su reloj interno.

En el capítulo 7 hablaremos de cómo el estrés constante perjudica a tu cerebro y de cuáles son sus causas principales en el mundo moderno. Además aprenderás a combatir este estrés crónico con distintas estrategias. El resultado será más tranquilidad mental y menos dolor emocional.

Continuaremos con un aspecto del que se habla menos pero que es tan importante como el resto: la conexión social. Tu cerebro no evolucionó en solitario, sino rodeado de otros cerebros de los que dependía para mantenerse con vida. En el capítulo 8 comprenderás la importancia de la interacción social y cómo afecta la soledad a tu salud mental.

Terminaremos hablando, en el capítulo 9, del efecto que produce en el cerebro aprender algo nuevo. Nuestra capacidad de aprendizaje es muy superior a la del resto de los animales, y debemos ejercitarla durante toda la vida. Aprender y exponerse a entornos enriquecidos es la mejor manera de aumentar nuestra reserva cognitiva.

BDNF: el fertilizante cerebral

La plasticidad cerebral es un proceso complejo orquestado por multitud de elementos, la mayoría todavía en investigación. De todos ellos, uno de los más estudiados es el denominado factor neurotrófico derivado del cerebro o BDNF, del inglés *Brain-Derived Neurotrophic Factor*.

El BDNF es una proteína que actúa como factor de crecimiento durante el desarrollo del cerebro, pero es también relevante en nuestra etapa adulta. Su presencia promueve la maduración de nuevas neuronas, mientras que su ausencia facilita la pérdida. Esta molécula tiene, por tanto, un papel central en nuestra plasticidad, actuando como una especie de fertilizante cerebral.

Por suerte, podemos elevar este abono neuronal, como veremos en los próximos capítulos.

Comer es una necesidad, pero comer de manera inteligente es un arte.

François de La Rochefoucauld

3

ALIMENTA TU CEREBRO

Un cerebro sofisticado requiere un suministro energético elevado. Aunque tu cerebro representa solo el 2 % de tu peso, reclama más del 20 % de tu energía. Por ese motivo, conseguir alimento ha sido siempre una prioridad para nuestro cerebro, y el entorno nutricional actual es un perverso reflejo de su éxito.

Nuestro cerebro transformó su entorno para convertir en abundante lo que antes era escaso. Irónicamente ha sido víctima de su propia inteligencia, y más cerebros son ahora dañados por el exceso de calorías que por su carencia. El deseo de alimentos densos calóricamente, que suponía antes una ventaja evolutiva, es ahora una tendencia autodestructiva.

Además, el cerebro requiere mucho más que calorías para mantener su maquinaria cognitiva. Necesita, por ejemplo, multitud de nutrientes, y deficiencias en cualquiera de ellos eleva el riesgo de un mal funcionamiento.

Hasta hace poco, la psiquiatría daba poca importancia a la dieta. En cierta manera, persistía la idea de que el cerebro es un órgano separado del resto del cuerpo, poco influenciado por lo que ocurre por debajo del cuello. Tampoco existía evidencia sólida sobre cómo los alimentos afectaban al cerebro, y la mayoría de los estudios sobre suplementos aislados no habían mostrado claros resultados.

En los últimos años, sin embargo, se han publicado estudios relevantes sobre el profundo impacto en el cerebro de todo lo que comemos. Pero, como siempre, antes de pensar en nutrientes aislados debemos hablar de patrones alimentarios. Tras establecer unos buenos cimientos dietéticos profundizaremos en alimentos concretos que han demostrado potenciar el rendimiento de nuestro cerebro, y veremos también sus necesidades respecto a los distintos macronutrientes: grasa, proteína y carbohidrato. Revisaremos después algunos suplementos beneficiosos para el cerebro y, por último, exploraremos el interesante efecto que el ayuno y la cetosis tienen en nuestras neuronas.

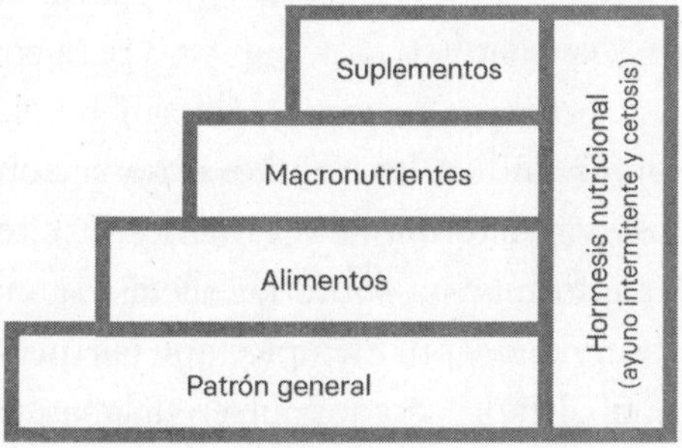

Importancia relativa de distintos factores nutricionales en la salud mental.

PATRONES MÁS QUE NUTRIENTES

Gran parte de las investigaciones iniciales sobre dieta y salud mental se limitaban a estudiar nutrientes de manera aislada. Este enfoque miope tuvo resultados mediocres. Analizar nutrientes aislados tiene sentido en algunos casos, pero debemos empezar por lo básico: el patrón dietético. Evolucionamos con alimentos, no con nutrientes sueltos. Comemos sardinas y nueces, no moléculas de omega 3. Los alimentos enteros son mucho más que una suma de nutrientes aislados. Aportan multitud de compuestos variados que interaccionan entre sí en complejas sinergias.

Al mirar más allá de nutrientes aislados y observar los patrones dietéticos, los resultados son bastante más claros. Empezaremos por describir importantes estudios observacionales, para después revisar estudios de intervención.

Estudios observacionales y estudios de intervención (correlación y causalidad)

Como su nombre indica, los estudios observacionales se limitan a observar determinadas variables sin alterarlas. Al recopilar información sobre las dietas de miles de personas observamos, por ejemplo, que las que comen más alimentos ultraprocesados sufren más tasas de depresión. Decimos en este caso que ambas variables están correlacionadas, pero eso no implica que una cause la otra. Y si hubiera causalidad tampoco podríamos establecer su dirección. No sabríamos si al comer más alimentos ultraprocesados se eleva la depresión o si las personas deprimidas tienen especial predilección por este tipo de alimentación.

Para demostrar causalidad debemos recurrir a estudios de intervención, donde se aísla una variable en concreto para evaluar su efecto. Siguiendo con el ejemplo anterior, podríamos dividir a los participantes del estudio en dos grupos con la misma alimentación pero con una distinción: uno añadirá tres ultraprocesados diarios y el otro consumirá esas mismas calorías adicionales en forma de otro alimento, por ejemplo fruta. Si en unas semanas vemos que se elevan las tasas de depresión en el grupo de los ultraprocesados y en el otro no, podríamos afirmar, con alto nivel de confianza, que los ultraprocesados elevan el riesgo de depresión.

Evidentemente, las metodologías empleadas en ambos casos son mucho más complejas, pero creo que se entiende la idea. En este libro me centraré en recomendaciones que cuentan con ambos tipos de estudios, ya que complementan sus fortalezas. La ventaja de los estudios observacionales es que permiten evaluar grandes poblaciones durante largos períodos de tiempo, al no requerir mucho control sobre cada participante. Su debilidad es precisamente que evalúan la dieta de manera muy general, al basarse, por ejemplo, en cuestionarios de lo que la gente recuerda. Por el contrario, los estudios de intervención controlan las dietas con mucha más precisión, pero esto limita el tamaño de la muestra y la duración del estudio.

Estudios observacionales

Uno de los primeros estudios serios en evaluar el efecto del patrón dietético global sobre la salud mental se realizó en el Reino Unido en el año 2009. Evaluaron la dieta de más de 3.000 individuos a lo largo de cinco años, clasificando sus dietas en dos grupos: enteras y procesadas. Se consideraban dietas enteras las ricas en verdura, fruta y pescado, mientras que se clasificaban como procesadas aquellas en las que abundaban los alimentos fritos, los cereales refinados y los productos ultraprocesados. La conclusión fue que los que llevaban una dieta entera tenían la mitad de riesgo de depresión.

Se encontraron efectos similares a todas las edades. Adolescentes con dietas más procesadas mostraban unas tasas de depresión y enfermedad mental más altas en general. En adultos de edad avanzada, las dietas enteras se asociaban con un declive cognitivo más lento.

En los años siguientes se realizaron múltiples estudios usando como base la dieta mediterránea. Uno de estos estudios observó la alimentación de más de 1.000 individuos y los dividió en tres grupos según su nivel de adherencia a las recomendaciones de esta dieta. El grupo que más se acercó al patrón de alimentación mediterráneo tuvo una tasa un 30 % menor de deterioro cognitivo y la mitad de riesgo de padecer alzhéimer que el grupo que más se alejó de él.

Tampoco hay nada mágico en la dieta mediterránea, y vemos efectos similares en países con otras dietas tradicionales. Noruega o Japón se distancian en muchos casos de la dieta mediterránea, pero estudios en estos países ofrecen también conclusiones claras. En Noruega, por ejemplo, se observó que dietas ricas en verduras, frutas, patatas, pescados, carnes, yogures y huevos se asociaron con menor depresión que dietas más industrializadas. Un estudio en Japón concluyó que los que seguían una dieta rica en sus alimentos tradicionales, como algas, setas, fermentos y tubérculos, tenían también menor riesgo de depresión. También en Japón, otra investigación reveló que seguir este mismo patrón dietético reducía a la mitad el riesgo de suicidio, un trágico final que muchas veces es fruto de algún trastorno mental.

Estudios posteriores en otras geografías, desde Alemania hasta China, llegaron a las mismas conclusiones: las dietas tradicionales protegen la salud mental, las dietas industriales la amenazan.

Como hemos explicado anteriormente, la inflamación de bajo grado es dañina para el cerebro, y la alimentación es una forma de controlar esta inflamación. Múltiples estudios asocian el potencial inflamatorio de la dieta con distintos trastornos cognitivos. ¿Qué alimentos se consideran inflamatorios? Los sospechosos habituales: ultraprocesados, cereales refinados, bebidas azucaradas, carnes procesadas... Según un metanálisis reciente, el riesgo de depresión se reduce en más de un 30 % al adoptar dietas antiinflamatorias.

Los estudios anteriores analizaban las manifestaciones externas de las dietas, evaluando síntomas de depresión, ansiedad o cualquier otra enfermedad mental. Investigaciones recientes, que permiten además observar lo que ocurre dentro del cerebro, muestran que las dietas tradicionales guardan relación con mayores niveles cerebrales de BDNF (nuestro principal fertilizante neuronal) y mayor tamaño cerebral.

Estudios de intervención

Los estudios anteriores son muy sugerentes, pero debemos complementar la evidencia observacional con estudios de intervención. Si las conclusiones de los estudios observacionales y de intervención apuntan en la misma dirección, tendremos mucha más confianza en las recomendaciones que de ellos emanan.

Uno de los mayores estudios de intervención se llevó a cabo en España. Al principio del estudio reclutaron únicamente a sujetos sin síntomas de depresión, y los dividieron en dos grupos. A uno le asignaron una dieta mediterránea, con más frutos secos y aceite de oliva, y al otro una dieta baja en grasa. Al cabo de tres años, el grupo que siguió la dieta mediterránea, más alta en grasa, redujo en casi un 30 % su riesgo de desarrollar depresión. En el caso de personas con diabetes tipo 2, la protección fue todavía mayor, superando el 40 % de reducción de riesgo. Esto demuestra, una vez más, la estrecha relación entre la salud metabólica y la salud mental.

Otro buen ejemplo es el estudio SMILES (*Supporting the Modification of Lifestyles in Lowered Emotional States*) en Australia. Seleccionaron a casi 70 personas con depresión clínica y las dividieron en dos grupos. Al grupo de intervención le pautaron una dieta llamada ModiMed, y al grupo de control simplemente apoyo social. ¿Por qué este apoyo social? Porque el hecho de ver con frecuencia a un dietista puede reducir la depresión gracias a la simple interacción social, un aspecto del que hablaremos más adelante. Al incluir en ambos casos este contacto social se logra aislar el efecto de la dieta.

¿Qué es la dieta ModiMed? El nombre se refiere a que es una dieta mediterránea modificada. Es alta en verdura, pescado, fruta, legumbres, cereales integrales y aceite de oliva, pero se enriqueció con más porciones de carne. El motivo principal es que la carne aporta nutrientes importantes para la salud mental, y estudios anteriores habían observado peor salud mental en sujetos que habían eliminado este alimento. Para el estudio SMILE se consideraron tres o cuatro porciones semanales de carne fresca.

Doce semanas después de iniciar el estudio, más del 30 % del grupo que siguió la dieta ModiMed experimentó una remisión de la depresión, respecto a tan solo el 8 % del grupo de control. Es decir, mejorar la dieta hizo que un tercio de los pacientes dejasen de estar diagnosticados con depresión. Se observó también una correlación directa entre la magnitud de la adherencia a la dieta y el nivel de remisión. No olvidemos que hablamos de personas, no de robots, por lo que no siguen las instrucciones con precisión. Esto es especialmente cierto en personas con depresión, con más dificultad para cambiar sus hábitos. Aun así, la conclusión fue clara: los que más mejoraron la dieta, más redujeron su depresión.

Otro estudio posterior, el HELFIMED (*Healthy Eating for LiFe with a MEDiterranean-style diet*), involucró a más de 150 personas con depresión, usando una dieta similar y obteniendo casi los mismos resultados: los que siguieron la dieta redujeron en mayor medida los síntomas de depresión. La diferencia principal respecto al estudio SMILES es que suplementaron la dieta con aceite de pescado y evaluaron además los niveles de ácidos grasos esenciales en sangre. Los resultados revelaron que cuanto más elevados eran los niveles de omega 3 en sangre y más bajos los de omega 6, más se reducían los síntomas de depresión.

Dieta y trastornos neurodegenerativos

Hasta ahora nos hemos centrado en trastornos como la ansiedad y la depresión, que pueden aparecer (o remitir) en pocas semanas. Los trastornos neurodegenerativos, por el contrario, evolucionan lentamente a lo largo de los años. Estudiar por tanto el efecto de la dieta en estas enfermedades es más complicado y requiere estudios a más largo plazo, pero por suerte existen ya unos cuantos.

Uno de ellos comparó en 2013 los efectos de una dieta mediterránea con otra baja en grasa en adultos de entre 55 y 80 años. Al cabo de seis años, los que seguían la dieta mediterránea puntuaron más alto en varios test cognitivos.

Un estudio posterior dividió a casi 1.000 participantes de entre 58 y 98 años en tres grupos según su grado de adherencia a la dieta mediterránea. Pasados cinco años, el grupo que seguía la dieta con más consistencia redujo en un 50 % el riesgo de desarrollar alzhéimer.

Más recientemente, dos estudios hicieron resonancias magnéticas del cerebro de personas con distintas dietas. Ambos estudios concluyeron que quienes seguían mejores dietas (basadas en alimentos frescos) mostraban menores acumulaciones de placa amiloide.

En resumen, los mismos alimentos que se asocian con menor riesgo de depresión o esquizofrenia cuando somos jóvenes, se asocian también con menor riesgo de alzhéimer y demencia al envejecer.

Tras este análisis global, resumamos lo que sabemos sobre cada grupo de alimentos en particular.

Pirámide nutricional de la salud mental

Nuestro cerebro evolucionó en distintos entornos y está adaptado a multitud de dietas. Como hemos visto, la calidad de la dieta no se mide tanto por los alimentos concretos que la forman como por el nivel de procesamiento de estos alimentos. Las dietas basadas en alimentos frescos se asocian con mejor salud mental, tanto si hablamos de alimentos mediterráneos, noruegos o coreanos.

Las distintas dietas tradicionales hacen más o menos énfasis en determinados grupos de alimentos según la disponibilidad en su geografía particular, pero suelen compartir ciertos aspectos básicos:

1. Basadas en alimentos frescos mínimamente procesados.
2. Alto consumo de verdura y, en menor medida, fruta.
3. Ingesta de carnes no procesadas y pescados varias veces a la semana.
4. Ricas en distintos tipos de tubérculos, legumbres y cereales.
5. Presencia de grasas saludables, procedentes principalmente de pescados grasos, frutos secos y aceite de oliva.
6. Consumo diario de bebidas milenarias como té o café.
7. Pocos cereales refinados y mínimos azúcares añadidos.
8. Muy bajo consumo de alimentos ultraprocesados.
9. Formas de cocinado menos agresivas.
10. Uso de multitud de hierbas y especias en la cocina.

Si tuviéramos que plasmar en una pirámide nutricional los factores comunes que se suelen asociar con la buena salud mental, sería algo parecido a esta:

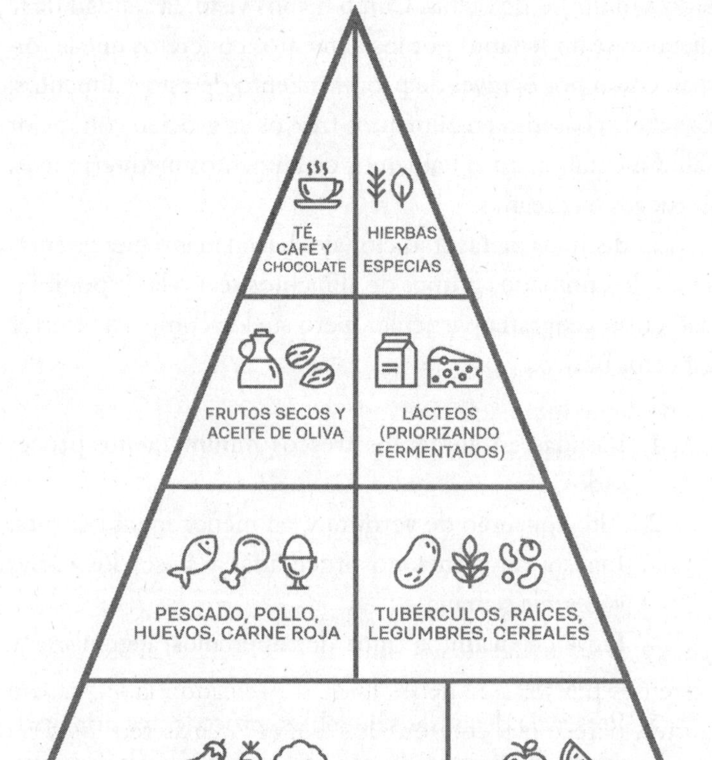

Pirámide nutricional de ejemplo para la salud del cerebro.

Revisemos ahora lo que dice la ciencia sobre cómo afectan a nuestro cerebro los distintos grupos de alimentos.

ALIMENTOS PARA TU CEREBRO

Tras la visión de alto nivel de los patrones dietéticos más amigables con tu cerebro, profundizaremos ahora en cada grupo de alimentos. Nos centraremos en aquellos en concreto que han demostrado potenciar la plasticidad cerebral o proteger del deterioro cognitivo.

Recuerda en cualquier caso que ningún alimento es esencial para tu cerebro. Las dietas de las sociedades ancestrales varían enormemente según su geografía, pero en todas ellas se observan bajas tasas de trastornos cognitivos.

Hay muchas formas de suministrar al cerebro toda la energía y los nutrientes esenciales que requiere, y a veces es más importante lo que eliminamos que lo que añadimos. Nassim Taleb denomina a esta idea *vía negativa*, aplicable a muchos ámbitos de la vida. En el caso de la salud, eliminar los malos hábitos nos puede beneficiar más que incorporar algunos buenos. Dejar el tabaco te ayudará más que empezar a comer arándanos. Y lo mismo en el caso de la salud mental. Por tanto, antes de hablar de los alimentos que debes añadir, empezaremos por los que debes limitar. Aplicando la lógica evolutiva, parece evidente que los alimentos más recientes son *a priori* menos beneficiosos para tu cerebro, al no haber tenido tiempo para adaptarse a ellos.

¿Y cuáles son los productos más recientes en nuestra dieta moderna? Los ultraprocesados. Empecemos explicando cómo estos alimentos dañan nuestro cerebro.

Los ultraprocesados dañan tu cerebro

La Revolución industrial transformó nuestro mundo en todos los sentidos, muchos positivos. En el caso de la alimentación, procesos como la refrigeración o la pasteurización salvaron infinidad de vidas al reducir la contaminación de los alimentos. Los nuevos conservantes permitían que los alimentos aguantasen mucho más tiempo en las estanterías sin que las bacterias los dañaran. Sin embargo, la aplicación de procesos industriales a nuestra comida redujo con frecuencia su calidad y su valor nutricional. Las harinas refinadas, el azúcar y las grasas industriales se convirtieron en la base de gran parte de los productos del supermercado, a los que se sumaron miles de nuevos aditivos de todo tipo.

Estos productos alimentarios, que hoy llamamos ultraprocesados, representan un porcentaje cada vez mayor de nuestra alimentación. Y no hablamos solo de los evidentes, como bollería o galletas, sino de otros muchos que se promocionan incluso como sanos pero que no se parecen en nada a los alimentos a los que nuestro cerebro está adaptado. Un ejemplo claro son algunos lácteos desnatados, que usan el reclamo «0 %» porque no llevan materia grasa, pero que son altos en azúcares y espesantes.

Sin darnos cuenta, los supermercados han aumentado poco a poco el espacio que dedican a estos alimentos, en detrimento de los frescos. Sus estanterías ofrecen la ilusión de variedad, pero no es real. La mayoría de estos alimentos representan en realidad combinaciones de los mismos ingredientes básicos: harina refinada, aceites vegetales, azúcar y distintos aditivos.

¿Y qué efectos tienen estos alimentos modernos sobre nuestro cerebro? Ninguno bueno. Varios estudios encuentran más depresión y enfermedad mental en adolescentes con mayor consumo de ultraprocesados. Al examinar sus cerebros se observan hipocampos más pequeños, independientemente del peso. Es decir, los ultraprocesados no nos afectan solo por favorecer la obesidad, sino también a través de mecanismos independientes. Hay tres problemas principales con los alimentos ultraprocesados: déficit de nutrientes, ingesta de compuestos potencialmente nocivos y, sobre todo, la desregulación del apetito.

Empezando por los nutrientes, el problema es evidente. Como ya hemos comentado, estos productos se elaboran a partir de materias primas baratas y refinadas, deficientes en la mayoría de los nutrientes que nuestro cerebro requiere. A modo de reclamo publicitario les añaden a menudo vitaminas y minerales, pero estos compuestos sintéticos no replican el efecto de esos mismos nutrientes en los alimentos frescos.

Además, aportan compuestos potencialmente nocivos para algunos cerebros. Aunque los aditivos que incluyen son en general seguros, pueden afectarnos a largo plazo. Por ejemplo, algunos colorantes artificiales se han asociado con una mayor hiperactividad en niños con sensibilidad. Algunos endulzantes y emulsionantes pueden afectar a la microbiota intestinal, cuyo impacto en el cerebro analizaremos en el próximo capítulo. Se ha demostrado también la relación del consumo de ultraprocesados con el aumento de la inflamación crónica de bajo grado, otro enemigo directo del cerebro.

Por último, y lo que considero más importante, estos alimentos son un torpedo en la línea de flotación del sistema de recompensa del cerebro. El cerebro evolucionó a lo largo de millones de años para indicarnos cuándo comer y cuándo dejar de hacerlo. Dispone de multitud de mecanismos de retroalimentación que te hacen sentir saciedad cuando has comido suficientes calorías y nutrientes. Sin embargo, estos alimentos están especialmente diseñados para saltarse todos esos mecanismos de control. Después de comer tres plátanos, tu cerebro no quiere más, pero podrías ingerir el doble de calorías de alimentos ultraprocesados sin que tu cerebro te diera la señal de parar.

Estudios en ratas demuestran que el consumo elevado de estos productos perjudica directamente la función del hipocampo y el control del apetito. Una investigación reciente intentó replicar este efecto en humanos. Para ello, dividió a más de 100 sujetos en dos grupos. Uno de ellos siguió una buena dieta y el otro una con comida rápida a diario. En solo tres semanas se observó lo mismo que en las ratas: los que añadieron ultraprocesados a diario mostraron peor función del hipocampo y desregulación del apetito, además de peores resultados en varios test cognitivos.

En animales se ha comprobado que estos alimentos también alteran la señalización de dopamina, el neurotransmisor del deseo y la anticipación. Y de nuevo vemos resultados similares en humanos. Las personas obesas sienten más deseo por la comida pero menos placer tras su ingesta. Ante la exposición a alimentos suculentos, muestran más actividad en las zonas ligadas a la recompensa y menos en la corteza prefrontal, encargada del autocontrol. Es decir, tienen una respuesta anticipatoria exagerada porque estos productos han capturado su sistema de recompensa. A esta cualidad se la denomina hiperpalatabilidad, y el resultado final es que los productos hiperpalatables te hacen comer más. Evidentemente no es una casualidad: están diseñados con esa finalidad.

Dado este efecto en el cerebro, no es de extrañar que la industria alimentaria dirija gran parte de su publicidad a los menores. Si son capaces de *recablear* el cerebro de los más pequeños, tendrán clientes dependientes durante toda su vida. Además, hemos visto que a esta edad la corteza prefrontal no ha terminado de madurar, dificultando el control de la impulsividad. Una corteza prefrontal poco desarrollada es incapaz de luchar contra la maquinaria química y publicitaria de la industria alimentaria, de ahí la importancia de controlar la exposición de los más pequeños a este tipo de alimentos. No se trata de prohibir o eliminar completamente su consumo, pero debe verse como algo esporádico y limitado a ocasiones especiales, no como alimentos de diario.

Una vez explicado por qué debes limitar los ultraprocesados, pasemos a revisar los alimentos que sí debes incorporar.

Verdura

Nada genera mayor consenso entre los expertos de la nutrición que la importancia de consumir suficiente verdura. Su consumo se asocia con todo tipo de beneficios para la salud general, y esto incluye la salud mental.

¿Qué convierte las verduras en grandes aliados de tu cerebro? Para empezar, tienen alta densidad nutricional, al concentrar gran cantidad de minerales y vitaminas en pocas calorías. Además aportan distintos tipos de fibra, el alimento favorito de tus bacterias, tal como exploraremos en más profundidad en el siguiente capítulo. Ahí entenderás por qué a tu intestino se le considera el segundo cerebro. Aparte de vitaminas, minerales y fibra, las verduras contienen unos interesantes compuestos denominados polifenoles, cuyo impacto en el cerebro describiremos en breve.

En cuanto a las vitaminas, hay evidencia de que algunas se asocian con mejor rendimiento mental, como la vitamina K. Esta vitamina es fundamental para coagular la sangre, pero también influye en el metabolismo del sistema nervioso. Diversos estudios asocian bajos niveles de vitamina K con una peor función cognitiva.

Otra vitamina muy estudiada en relación con su función en el cerebro es el folato (vitamina B_9). Durante el embarazo, juega un papel clave en el desarrollo del sistema nervioso del futuro bebé. En adultos, el déficit de folato se asocia también con mayores tasas de depresión y desórdenes psiquiátricos. El folato ayuda además a reducir el nivel de homocisteína, y valores elevados de este compuesto en sangre se relacionan con mayor riesgo de alzhéimer y demencia.

Siguiendo con los polifenoles, son compuestos tremendamente complejos y todavía poco comprendidos. Durante mucho tiempo se creía que actuaban como antioxidantes una vez ingeridos, pero en realidad ejercen su magia por otros mecanismos. Las plantas no tienen ningún interés en mejorar la salud de los animales que las matan, y eso nos incluye a nosotros. Dado que no tienen patas para escapar ni garras con las que luchar, desarrollaron defensas químicas, y los polifenoles son parte de su arsenal biológico. Muchos polifenoles son en realidad toxinas, de las que nuestro cuerpo intenta deshacerse. Sin embargo, millones de años de adaptación a estos compuestos nos han permitido contrarrestar este ataque químico elevando la producción de nuestras propias defensas. Al aumentar, por ejemplo, nuestra respuesta antioxidante tras ingerir estos compuestos, mejoramos nuestra salud.

Los polifenoles son también responsables del color de muchas verduras, lo que convierte a este compuesto en un buen indicador del aporte nutricional de cada vegetal. Por ejemplo, la antocianina otorga el color púrpura y los carotenoides el naranja. Estos polifenoles son capaces de cruzar la barrera hematoencefálica y llegar al cerebro, donde parecen reducir la inflamación y el estrés oxidativo. Varios estudios asocian, por ejemplo, mayores niveles de carotenos en el cerebro con mejor rendimiento cognitivo y un declive más lento con la edad.

Verduras de hoja verde como las acelgas o las espinacas son ricas en luteína y zeaxantina, carotenoides tradicionalmente asociados con mejoras en la vista, pero que también influyen en el rendimiento mental. La luteína es el carotenoide principal del tejido cerebral y ejerce una función antiinflamatoria, al igual que la zeaxantina. En un estudio reciente en personas de más de 60 años se observó que el grupo que consumía mayor cantidad de verduras de hoja verde al día sufría un declive cognitivo mucho más lento que el que comía menos verduras de este tipo. En resumen, una gran ensalada diaria te ayudará a mantener joven tu cerebro.

Fruta

Las frutas nos benefician por mecanismos similares a las verduras, pero son más densas calóricamente y los beneficios sobre el cerebro parecen menores. Las frutas con más evidencia sobre la mejora cognitiva suelen ser las que aportan más polifenoles por cada caloría, y en este sentido los frutos rojos son los más prometedores.

Un estudio en más de 16.000 adultos observó que los que consumían más fresas y arándanos mostraban un envejecimiento cerebral más lento. Una vez más, debemos intentar separar correlación de causalidad. Los frutos rojos son caros, y su consumo podría ser un indicador de mayor nivel socioeconómico. Por suerte, contamos con ensayos clínicos controlados que demuestran su efecto directo sobre nuestro cerebro. El consumo diario de arándanos (frescos, congelados o simplemente en forma de extracto) durante varias semanas mejoró la memoria y la función cognitiva en adultos mayores (más de 60 años). También parecen aportar beneficios cognitivos y mejorar el estado anímico en personas jóvenes e incluso en niños.

Aunque los alimentos son mucho más que la suma de sus nutrientes, todo apunta a que parte de los beneficios de los arándanos se debe a la antocianina, un interesante polifenol responsable de su oscuro color. La antocianina cruza la barrera hematoencefálica con facilidad, y estudios en ratones demuestran que eleva directamente la producción de BDNF y mejora su rendimiento en pruebas de orientación espacial. En la mayoría de los estudios se usan dosis equivalentes a 40-80 gramos de arándanos diarios.

Por supuesto, hay otras frutas beneficiosas, pero los estudios sobre los arándanos son los más numerosos. Esto les otorga un lugar especial en mi lista de alimentos para potenciar la salud mental. Fuera de temporada son especialmente caros, por lo que recomiendo comprarlos congelados. Añádelos al yogur o a cualquier tipo de batido. Tu cerebro te lo agradecerá.

Pescado

El siguiente alimento con beneficio demostrado sobre nuestro cerebro es el pescado. Muchos antropólogos afirman que la rápida expansión de nuestro cerebro hubiera sido imposible sin dosis elevadas de DHA, un tipo de omega 3 que detallaremos más adelante. La carne de los animales libres que nuestra especie consumía en la sabana africana ofrecía niveles interesantes de este ácido graso, pero seguramente insuficientes. Por tanto, todo apunta a que el gran salto cognitivo de nuestro cerebro se produjo en la intersección entre la tierra y el agua. Mares y lagos fueron esenciales para nuestra supervivencia, y sin el alimento que nos ofrecían quizá no hubiera prosperado nuestra inteligencia.

La evidencia actual respalda esta hipótesis, y el consumo frecuente de pescado se asocia con mejor salud mental y mayor volumen de materia gris. Aunque solemos destacar su aporte de omega 3, el pescado es buena fuente de otros nutrientes importantes para el cerebro, como zinc, yodo o selenio.

Estos elementos son esenciales durante toda la vida del cerebro, incluso desde que somos fetos. Varios estudios encuentran mayor inteligencia en los niños cuyas madres comieron más pescado durante el embarazo, y estudios en animales observan anomalías en su desarrollo neuronal al privarlos de acceso a DHA.

Un estudio en niños de entre 9 y 11 años concluyó que los que comían pescado con frecuencia tenían un cociente intelectual más elevado que los que apenas lo incluían en su dieta, controlando por las variables demográficas principales. Esto último es importante porque el pescado es una proteína relativamente cara, menos accesible para personas con menos recursos. Al comparar el consumo de pescado en personas de similar estatus socioeconómico aumenta la probabilidad de que el beneficio real venga, al menos en parte, por este alimento.

Según un estudio en adolescentes finlandeses, los que consumían pescado al menos dos veces a la semana a los quince años tenían un rendimiento cognitivo mayor que los que no llegaban a ese mínimo. Comprobaron además que la relación se mantenía al igualar el nivel educativo de los niños. Un estudio en adultos de avanzada edad señaló que existe una relación entre el consumo de al menos dos raciones de pescado a la semana y un menor declive cognitivo.

El riesgo principal de consumir pescado se debe a su contenido en mercurio, un poderoso neurotóxico. Sin embargo, el pescado aporta también selenio, que se une al mercurio reduciendo su toxicidad. Aunque el mercurio supone un problema real, puede mitigarse priorizando pescados con bajos niveles de mercurio, como sardinas, salmón, trucha o merluza. Debe moderarse el consumo de pescados como el atún, especialmente las variantes más grandes, como el atún rojo. Otras opciones, como el bonito del norte, tienen menos mercurio y podrían comerse dos o tres veces a la semana sin problema. En el caso de pescados con altos niveles de mercurio, como el marlín, el emperador o el pez espada, es recomendable limitarlos a no más de una o dos porciones mensuales.

Un beneficio añadido del pescado es su aporte de vitamina D que, junto con los ácidos grasos omega 3, participa en la síntesis de serotonina. Esto podría explicar también el menor riesgo de depresión en las personas con mayor consumo de pescado.

Carne

Como vimos en el primer capítulo, la evolución de nuestra gran capacidad cognitiva no hubiera sido posible sin la combinación de la caza y la cocina. Además de aportar nutrientes importantes para el rendimiento cognitivo, como zinc o vitamina B_{12}, la carne es una gran fuente de creatina, un importante compuesto para producir energía en el cerebro.

Obviamente podemos obtener estos nutrientes de otros alimentos, pero en ausencia de carne hay más riesgo de no alcanzar los niveles óptimos. En un estudio australiano, las mujeres con bajo o nulo consumo de carne tenían el doble de riesgo de sufrir ansiedad y depresión que las que consumían carne tres o cuatro veces a la semana.

Esto encaja con estudios previos donde se observa peor salud mental en personas veganas o vegetarianas, aunque debemos preguntarnos una vez más la dirección de la relación. ¿Las personas más propensas a sufrir trastornos se vuelven veganas con más frecuencia o es el hecho de pasarse a una dieta vegana lo que eleva el riesgo de enfermedad mental? Probablemente ambas tengan algo de cierto, pero los estudios de intervención sí parecen mostrar el efecto protector de consumir carne con moderación. Esto no quiere decir que una dieta vegana sea necesariamente mala para la salud mental, pero requiere mayor planificación para asegurar los niveles suficientes de ciertos nutrientes relevantes para el cerebro. Además, las dietas veganas deben incluir suplementos de vitamina B_{12}. Con estas precauciones, una dieta vegana no tiene por qué perjudicar la salud mental, si bien es recomendable que la paute un profesional con suficiente conocimiento.

Por otro lado, más no es mejor, y los consumos elevados de carne se asocian también con peor salud mental. Una vez más, es difícil separar la correlación de la causalidad. Por un lado, sabemos que las personas que comen más carne tienen peores hábitos en general: son más sedentarias, fuman más, beben más alcohol... Por otro lado, es posible que un exceso de hierro o preparaciones muy agresivas de la carne tengan un efecto perjudicial en el cerebro. El contacto de la carne con el fuego de una parrilla, o las frituras a altas temperaturas, generan compuestos dañinos para el cerebro, entre los que se incluyen las llamadas aminas heterocíclicas y los hidrocarburos aromáticos policíclicos, además de los productos finales de glicación avanzada. Aunque falta mucho por estudiar, conviene priorizar preparaciones menos agresivas de la carne, como por ejemplo los guisos.

Como siempre, el efecto de la carne dependerá también de su calidad. En este sentido, la procedente de vacas criadas en libertad y alimentadas con pasto suele tener un perfil nutricional superior, con mayores niveles, por ejemplo, del importante DHA (omega 3).

En resumen, un consumo moderado de carne (tres-cuatro veces a la semana) tiene muchas más probabilidades de ayudar a tu cerebro que de dañarlo, y es una forma fácil de incorporar nutrientes relevantes.

Legumbres, tubérculos y cereales

En general, los estudios indican que las legumbres correlacionan con buena salud mental, mientras que los cereales tienen resultados neutros. El consumo de cereales integrales tiende a asociarse con un mejor rendimiento cognitivo y los refinados con lo contrario.

La mayor parte de las dietas tradicionales estudiadas contienen legumbres o cereales en cierta medida, y aunque estos alimentos no presentan una especial densidad nutricional, aportan energía para el cerebro a buen precio, por lo que son un buen complemento en la mayoría de las dietas.

En uno de los grandes estudios de intervención que hemos revisado previamente, el HELFIMED, evaluaron los factores que más contribuyeron a la reducción de los síntomas de depresión y el mayor consumo de legumbres fue uno de los destacados. Las legumbres contienen buena cantidad de fibra beneficiosa para la microbiota, un tema en el que profundizaremos más adelante.

Dentro de los cereales se ha estudiado especialmente el efecto del gluten, un tema controvertido sobre el que todavía existen muchas dudas. La evidencia actual apunta a que no es tan malo como algunos creen, pero sí podría causar permeabilidad intestinal en personas con sensibilidad, lo que afectaría al llamado eje intestino-cerebro. Por su importancia, detallaremos este tema en el próximo capítulo.

Lácteos

La leche materna es el único alimento que nuestro cerebro necesita durante sus primeros meses de vida. Como ya hemos visto, la plasticidad cerebral se produce a un ritmo trepidante los primeros años y es fundamental asegurar un aporte de energía y nutrientes adecuado.

Distintos estudios indican que la lactancia materna puede aumentar la inteligencia, en concreto entre 3 y 5 puntos de cociente intelectual. Un estudio que evaluó el desarrollo del cerebro con técnicas de resonancia magnética funcional encontró mayor materia gris y mielinización en los bebés que habían sido amamantados durante más tiempo, aunque fuera de manera complementaria a la leche de fórmula.

Además de aportar una buena combinación de carbohidrato, proteína y grasa, la lecha materna incluye nutrientes importantes para el cerebro, entre los que destaca el famoso DHA.

Así pues, no hay dudas sobre la importancia de la leche materna para el cerebro de los más pequeños, pero ¿qué importancia tiene después la leche de vaca (o de otras especies) en los cerebros más maduros? Parece que poca. Aunque los lácteos se han considerado tradicionalmente parte esencial de la dieta occidental, son en realidad un simple alimento más y su efecto en la salud mental parece neutro. La mayoría de los estudios no atribuye un papel protector ni perjudicial al consumo de leche.

Sin embargo, sí parece haber beneficios cognitivos asociados al consumo de lácteos fermentados, probablemente por su papel probiótico. Por ejemplo, las tasas de alzhéimer y demencia son inferiores cuanto mayor es el consumo de yogures.

Un compuesto muy interesante de la leche es el suero. Su aporte de cisteína eleva el proceso de producción de glutatión, un potente antioxidante. Diversos estudios asocian el consumo de suero a una mayor concentración de glutatión en el cerebro, lo que podría reducir el estrés oxidativo.

Frutos secos

Muchos de los estudios sobre los beneficios de las dietas tradicionales en la salud mental incluyen frutos secos, y los ensayos clínicos que intentan aislar su efecto concreto en el cerebro muestran casi siempre resultados positivos.

Aunque cada variedad tiene su propio perfil nutricional, todos los frutos secos son ricos en distintas vitaminas y minerales, además de aportar flavonoides interesantes. Las nueces son especialmente ricas en omega 3 y las almendras y las avellanas contienen gran cantidad de vitamina E, un magnífico antioxidante.

Se ha observado un mejor rendimiento académico en adolescentes con mayor consumo de frutos secos, y también un menor declive cognitivo en los adultos de avanzada edad que los consumen con mayor frecuencia.

Además de su efecto directo en el cerebro, varios estudios

indican que los frutos secos pueden mejorar la función endotelial, lo que aumenta la llegada de riego sanguíneo al cerebro. Y un cerebro con más oxígeno funciona mejor.

Tampoco necesitas grandes cantidades. La mayoría de los estudios utilizan porciones de entre 20 y 30 gramos diarios, aproximadamente un puñado.

Huevos

Durante años, los huevos estuvieron demonizados. Su contenido en colesterol y grasa saturada hizo a muchos pensar que eran peligrosos, pero multitud de estudios destacados confirman su inocencia. Múltiples metanálisis en cientos de miles de personas no encuentran asociación entre consumo de huevos y enfermedad coronaria, y en muchos casos se encuentra de hecho un papel protector.

Los huevos son ricos en vitaminas y minerales importantes para el cerebro: vitaminas K, E, B_{12}, B_6 y folato (o B_9). Además aportan omega 3 de calidad.

Su yema es rica en luteína y zeaxantina, y un estudio en adultos jóvenes demostró que suplementar la dieta con estos compuestos mejoró su función cognitiva, especialmente en test de razonamiento y memoria espacial.

Por último, el huevo es rico en colina, precursor de un neurotransmisor importante para el aprendizaje y la memoria: la acetilcolina. Varios estudios asocian mayores niveles de colina con una mejor memoria y función mental.

Un estudio de intervención en niños pequeños concluyó que aquellos a los que se les daba un huevo diario mejoraban sus niveles de colina y DHA en sangre respecto a los que no.

En adultos de avanzada edad, el consumo de un huevo diario se vincula a un menor declive cognitivo.

Aceite de oliva

Como hemos visto, varios estudios usaron la dieta mediterránea como patrón base para evaluar el impacto de los alimentos en el cerebro. Al evaluar el detalle se observa que, dentro de estas dietas, las más ricas en grasa ofrecían mayor protección, y especialmente si parte de esa grasa adicional procedía del aceite de oliva.

En animales, el aceite de oliva ha demostrado mejorar la actividad sináptica y la plasticidad cerebral. Ratones suplementados con aceite de oliva se orientan mejor en los laberintos, y al analizar su cerebro se observan niveles más elevados de glutatión.

Probablemente los beneficios del aceite de oliva se deben en buena medida a su alto contenido de polifenoles. Uno de los estudiados en más profundidad es el oleocantal, responsable del ligero sabor picante que este aceite deja en la garganta. Tiene además un gran poder antiinflamatorio, considerándose una especie de ibuprofeno natural. En ratones, se ha demostrado que el oleocantal inhibe la acumulación de placa amiloide, asociada con el desarrollo del alzhéimer. Uno de los mecanismos por los que logra este efecto parece ser la activación de la autofagia, un sistema de reciclaje celular del que hablaremos en breve.

Aunque lo ideal es consumirlo en crudo, el aceite de oliva es también la opción ideal para cocinar, ya que su contenido en antioxidantes minimiza la degradación ante el calor.

En contrapartida, los aceites poliinsaturados, como el de maíz, girasol o canola, son muy sensibles a las altas temperaturas. Al cocinar con ellos, sobre todo si se reutiliza el aceite, se desencadenan procesos de hidrólisis, oxidación y polimerización que degradan con rapidez sus propiedades y generan compuestos que elevan la inflamación en nuestro cuerpo.

Café y chocolate

Al igual que el huevo, el chocolate y el café han estado tradicionalmente en la lista de alimentos sospechosos. Investigaciones recientes, sin embargo, demuestran que un consumo moderado de ambos tiene más beneficios que riesgos.

Tanto el chocolate como el café contienen cafeína, un arma de doble filo para el cerebro. Empezando por lo bueno, estudios en animales demuestran que la cafeína eleva el BDNF y previene el deterioro cognitivo asociado a dietas altas en ultraprocesados.

En humanos, la cafeína es uno de los suplementos deportivos más estudiados, y está demostrada su efectividad para aumentar la quema de grasa y mejorar el rendimiento físico, reduciendo, por ejemplo, la percepción de esfuerzo. Una dosis de entre 50 y 300 miligramos (un café expreso aporta unos 100 miligramos de cafeína) mejora la atención y reduce el tiempo de reacción en varios test cognitivos.

¿Cómo ejerce su magia la cafeína? Cuando nuestro cerebro está despierto produce adenosina, que se une a sus receptores para señalizar sueño. A medida que se activan estos receptores, nuestras ganas de dormir aumentan. La estructura molecular de la cafeína es similar a la de la adenosina, por lo que bloquea sus receptores y hace que nuestro cerebro postergue el sueño.

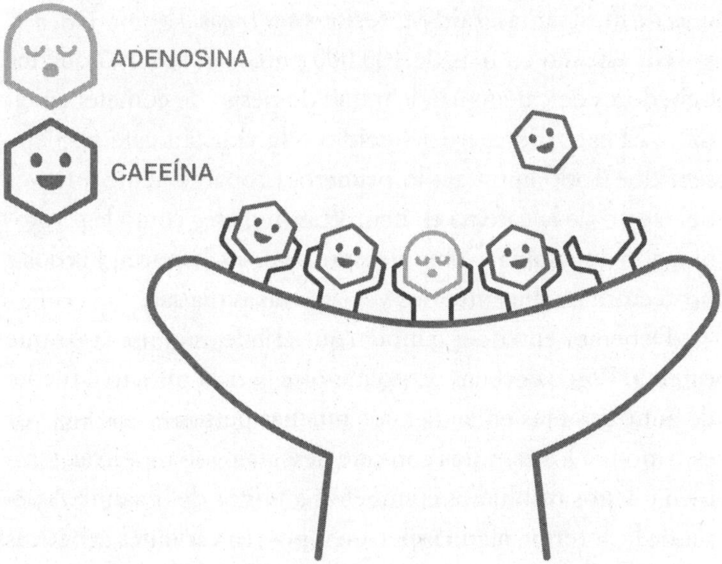

La cafeína posterga el sueño bloqueando la acción de la adenosina.

Sin embargo, esta capacidad de postergar la somnolencia representa también un problema, especialmente en personas más sensibles a la cafeína, y sobre todo si la consumen por la tarde.

Por otra parte, el cerebro reacciona desarrollando nuevos receptores de adenosina, de modo que necesitamos cada vez más cafeína para lograr el mismo efecto. Por este motivo es recomendable dejar de tomarlo (o pasarse al descafeinado) durante una semana cada dos o tres meses.

En cualquier caso, los efectos a largo plazo de un consumo moderado parecen beneficiosos para nuestro cerebro, y la mayoría de los estudios revelan que los amantes del café tienen menos riesgo de desarrollar párkinson o alzhéimer, además de mostrar tasas de depresión más bajas.

Un estudio en más de 100.000 personas observó que los bebedores de café tenían la mitad de riesgo de cometer suicidio. ¿El café protege del suicidio o la vida sin café no tiene sentido? Todo apunta a lo primero, probablemente a través del efecto de la cafeína en neurotransmisores como la serotonina y la dopamina. Como siempre, la dosis importa, y la dosis protectora estaba entre dos y cuatro tazas diarias.

Debemos entender también que el café es mucho más que cafeína. Posee decenas de polifenoles, y es la principal fuente de antioxidantes en la dieta de muchas personas. Tal vez por este motivo los estudios con café descafeinado muestran también buenos resultados en muchos ámbitos de la salud. A pesar de lo anterior, algunas personas poseen variantes genéticas que dificultan el metabolismo de la cafeína. Si notas que te estimula en exceso, quizá seas una de ellas. En este caso, reduce la dosis.

El chocolate, por su lado, aporta una pequeña cantidad de cafeína, pero es especialmente rico en flavanoles, un tipo especial de flavonoides. Estos compuestos son antiinflamatorios y se ha demostrado que reducen la acumulación de placa amiloide en el cerebro. Además, varios estudios señalan que la tasa de alzhéimer es inferior en las personas con mayor consumo de cacao.

Según un estudio, las personas de mediana edad que suplementaron su dieta con cacao mejoraron su rendimiento en varios test cognitivos, aunque no están claros los motivos. Es probable que algunos de sus compuestos afecten directamente al cerebro, pero se cree que parte del beneficio se debe también a la capacidad de los flavanoles de elevar la producción de óxido nítrico y mejorar así el riego sanguíneo. Recuerda que todo lo que facilite la llegada de oxígeno al cerebro mejorará su desempeño. Otro estudio en personas jóvenes (21-30 años) comparó el resultado de consumir chocolate negro respecto a chocolate blanco durante un mes. El grupo que consumió chocolate negro elevó su nivel de teobromina en sangre, que se asoció por su parte con mejores niveles del llamado factor de crecimiento nervioso (FCN). A la hora de evaluar el rendimiento cognitivo, los consumidores de chocolate negro obtuvieron también mejores resultados. Tampoco es de extrañar que muchas personas recurran al chocolate para calmar su ansiedad. La evidencia científica indica que el consumo de chocolate negro eleva las llamadas ondas cerebrales alfa, ligadas a un estado de calma.

Por último, un curioso estudio publicado en la prestigiosa revista *The New England Journal of Medicine* establece una estrecha correlación entre el consumo de chocolate per cápita de un país y su número de premios Nobel acumulados. ¿Y quién encabeza la lista? Obviamente Suiza. Es imposible afirmar que haya causalidad, pero es una excusa adicional para disfrutar de este manjar.

Recuerda que hablamos de chocolate muy negro, con al menos un 70 % de cacao. La mayoría de lo que encuentras en el supermercado es en realidad azúcar con sabor a cacao. Mi recomendación es el chocolate con un 90 % de cacao, pero si te parece muy fuerte, empieza por el de 70 % y eleva la pureza poco a poco. Tu cerebro se acostumbrará, y al final te lo agradecerá.

Esta es mi combinación diaria perfecta: 200 miligramos de cafeína y 20 gramos de chocolate del 90 %. He escrito buena parte de este libro bajo la influencia de estas sustancias.

Té verde

El consumo de té verde se asocia también con un menor declive cognitivo, y distintos compuestos podrían explicar esta relación. Para empezar, tiene también cafeína, aproximadamente un tercio que el café, pero suficiente para hacer efecto.

Además, el té aporta un aminoácido especial, la L-teanina, que produce una sensación de calma concentrada, o de relajación sin somnolencia. Potencia las ondas cerebrales alfa (asociadas a la relajación) y la producción de GABA, un neurotransmisor tranquilizador. Esto te puede ayudar a rendir mejor en situaciones de estrés mental, manteniéndote alerta pero sin estimularte en exceso.

Estudios en animales muestran que la teanina podría potenciar el desarrollo de nuevas neuronas y mejorar el rendimiento cognitivo. La catequina EGCG (epigalocatequina galato), presente sobre todo en el té verde, no se queda atrás, y parece proteger contra trastornos como el alzhéimer o el párkinson.

Varios estudios de intervención en humanos evidencian una mejoría de memoria y atención en personas con declive cognitivo al consumir té verde.

Especias

Cerrando el selecto grupo de alimentos interesantes para tu cerebro encontramos las especias. Aunque las usemos simplemente para dar sabor y no les prestemos mucha atención, aportan multitud de compuestos beneficiosos para el cerebro, con mínimas calorías.

Cada especia tiene sus propiedades concretas. La cúrcuma y el jengibre destacan por su poder antiinflamatorio. En ratas, suplementar con curcumina (el principio activo de la cúrcuma) reduce la placa amiloide, además de mejorar el rendimiento cognitivo en animales con síntomas de alzhéimer.

El ajo cuenta también con numerosas evidencias, aunque la mayoría en animales. Además de su poder antioxidante, aporta interesantes compuestos bioactivos con efecto en el cerebro. Ratones suplementados con extracto de ajo manifiestan mejor memoria y mayor resistencia ante las enfermedades neurodegenerativas.

Por último, la canela, que representa la corteza de distintos árboles del género *Cinnamomum*. Además de su efecto antiinflamatorio, es capaz de regular los niveles de glucosa en sangre, mejorando indirectamente la salud cerebral. Al metabolizarse en el cuerpo produce benzoato de sodio, un compuesto que ha demostrado mejorar la memoria en animales.

En definitiva, la salud y el sabor no están reñidos, así que añade especias a tu vida.

MACRONUTRIENTES

Tras detallar el poder de los alimentos, debemos entender la función de los distintos macronutrientes en nuestro cerebro. Es el momento de hablar de grasa, proteína y carbohidrato.

Grasa

Durante décadas, la grasa tuvo mala fama. Por un lado, se la culpaba de elevar el riesgo coronario, especialmente la saturada. Por otro lado, se asumía que la grasa era la principal responsable del sobrepeso. Como explico en *Salud salvaje*, mi libro anterior, estas ideas no tienen fundamento, y menos si hablamos de nuestro cerebro.

El cerebro está formado por casi un 60 % de grasa, por lo que no parece sensato limitar en exceso este macronutriente. La grasa forma las membranas de las neuronas y también la mielina que recubre los axones. Tu cerebro necesita grasa.

Un gran estudio de intervención dividió a más de 7.000 personas en tres grupos, a los que asignó tres dietas distintas: dieta mediterránea con 50 gramos diarios de aceite de oliva, dieta mediterránea con 50 gramos diarios de frutos secos y dieta baja en grasa según las pautas de la asociación americana del corazón. A los cinco años, el estudio se detuvo porque resultaba evidente que las personas que llevaban una dieta baja en grasa tenían peor salud general y también peor salud mental. Tanto el grupo que enriqueció la dieta con grasa procedente de nueces como de aceite de oliva puntuó mejor en distintas pruebas cognitivas.

La grasa no tiene solo un papel relevante por sí misma,

sino que facilita además la absorción de nutrientes importantes para el cerebro, como los carotenoides y las vitaminas liposolubles (A, E, K y D). Los carotenoides son pigmentos presentes en distintas verduras y tubérculos, entre los que destacan las zanahorias, los boniatos y las verduras de hoja verde como el kale y la espinaca. Algunos, como la luteína y la zeaxantina, se asocian en concreto con una mayor inteligencia cristalizada, un concepto que explicaremos más adelante.

Pero evidentemente no todas las grasas son iguales. Revisemos algunas de las más estudiadas.

Omega 3

Como ya hemos visto antes, los omega 3 EPA y DHA desempeñan un papel importante en el desarrollo cerebral, incluso desde antes de nacer. El consumo de estos ácidos grasos durante el embarazo mejora la función cognitiva de la descendencia.

Estudios en ratones demuestran que estos ácidos grasos reducen la inflamación cerebral y aumentan la plasticidad, especialmente el DHA. En humanos, niveles elevados de omega 3 en sangre se asocian con un mayor tamaño cerebral y un mejor rendimiento en distintas pruebas cognitivas.

Las principales fuentes de estos ácidos grasos son los alimentos animales que hemos revisado antes (sobre todo el pescado graso). De todos modos, nuestro cuerpo es capaz de convertir el omega 3 vegetal (denominado ALA) en EPA y DHA. Alimentos como las nueces y las semillas de lino o la chía son una fuente excelente de este tipo de omega 3, pero menos del 10 % se convierte en EPA o DHA.

En personas con bajo consumo de alimentos ricos en estos

ácidos grasos, los suplementos podrían ser adecuados. En ensayos clínicos, los resultados han sido en general positivos, pero muy variables según las proporciones de EPA y DHA. Mayores ratios de EPA ayudan a mitigar la depresión, probablemente por su capacidad de reducir la inflamación. Se han visto efectos positivos suplementando 1 o 2 gramos diarios con 60 % de EPA. En cambio, una mayor ingesta de DHA resulta más efectiva, al parecer, para prevenir enfermedades neurodegenerativas.

Grasas trans: las que debes olvidar

Mientras que los ácidos grasos omega 3 son los grandes aliados de tu cerebro, las grasas trans son uno de sus peores enemigos. Paradójicamente, estas grasas se popularizaron como alternativa a las grasas saturadas, cuando todo el mundo pensaba que eran malas. Se reemplazó la mantequilla por la margarina y la manteca por aceites hidrogenados para la cocina.

En los años noventa se empezó a hacer evidente que estas nuevas grasas eran mucho más peligrosas que las saturadas, y hoy se estima que causaron más de 100.000 muertes al año. La mayoría de los estudios se centraron en su efecto en la salud coronaria, pero la evidencia indica que son igual de destructivas para el cerebro.

Estudios iniciales en animales mostraron que las grasas trans provocan síndrome metabólico en el cerebro, en especial ante ingestas bajas de omega 3. En humanos, un importante estudio estableció una asociación clara entre niveles elevados de ácidos grasos trans en sangre y mayor riesgo de demencia, incluyendo alzhéimer. Otro estudio que evaluaba el impacto de estas grasas en la memoria concluyó que cada gramo de grasa trans consumido al día se asociaba con 0,76 menos palabras recordadas en una prueba de memoria. El grupo que consumía más grasas trans recordaba 12 palabras menos, de media, que los que no consumían ningún tipo de grasa trans. Si quieres recordar, olvídate de las grasas trans.

Por suerte, las regulaciones alimentarias recientes limitan en gran medida la presencia de estas grasas trans en los alimentos, pero siguen estando presentes en buena cantidad de ultraprocesados. Se forman además al freír con aceites poliinsaturados de soja, maíz o girasol.

¿Y las grasas saturadas?

Algunos estudios en ratones concluyen que altas ingestas de grasa saturada dañan el cerebro, pero debemos entender que los alimentan en realidad con mezclas de aceite de soja, manteca de cerdo y azúcares como dextrosa, no con alimentos naturalmente ricos en grasa saturada. ¿A qué nos recuerda esta combinación? A los peligrosos ultraprocesados. Concluir de estos estudios que la grasa en general o la grasa saturada en particular es mala para el cerebro no tiene sentido. Y lo mismo ocurre en estudios en humanos: la mayoría de las personas no obtiene su grasa saturada de huevos o lácteos fermentados, cuyo consumo de hecho se asocia con efectos positivos en el cerebro, sino de productos ultraprocesados.

Al igual que ocurría con la carne, se observa riesgo de declive cognitivo tanto en personas con un alto consumo de grasa saturada como en aquellas con consumos muy reducidos. ¿Cuál es el motivo? Probablemente las dietas altas en grasa saturada lo sean también en ultraprocesados, mientras que las dietas muy bajas en grasa saturada también sean deficitarias en nutrientes importantes que la acompañan en alimentos naturales, como los huevos o la carne. Un metanálisis publicado en 2020, que incluía 500.000 participantes, observó mayor riesgo de derrame cerebral en los individuos con menor consumo de grasa saturada.

Parte del miedo a la grasa saturada procede de su capacidad de elevar el colesterol en algunas personas. Sin embargo, la relación entre colesterol y riesgo coronario es mucho más compleja de lo que la mayoría piensa, y ocurre algo similar en el caso de la salud mental. El cerebro acumula una cuarta parte del colesterol total del cuerpo, y diversos estudios asocian niveles bajos de colesterol con peor rendimiento cognitivo. Esto no implica que más colesterol sea necesariamente mejor. Además, el cerebro es capaz de producir casi todo el colesterol que necesita. Como de costumbre, tu cerebro prefiere un término medio. Si te interesa, puedes leer más sobre este tema en <fitnessrevolucionario.com/colesterol>.

En resumen, mientras tu alimentación se base en comida real no debes preocuparte demasiado de tu ingesta de grasa saturada, y tan peligroso es pasarse como quedarse corto.

Proteína

La proteína tiene una función estructural fundamental. Forma nuestros músculos, ligamentos y buena parte de nuestros huesos. También nuestras uñas, piel y pelo. Y, por supuesto, también da soporte a nuestro cerebro. La proteína que ingerimos se descompone en aminoácidos, que son a su vez la materia prima de los neurotransmisores usados por las neuronas para comunicarse. Ingestas bajas en proteína se asocian con distintos trastornos cognitivos, en parte por deficiencia de ciertos neurotransmisores.

Un estudio en más de 500 adultos mayores, todavía sin síntomas de enfermedad mental, observó que el grupo que más proteína comía (más de 110 gramos de media al día) tenía una probabilidad doce veces menor de presentar una alta acumulación de placa amiloide en el cerebro en comparación con el grupo que menos proteína consumía (menos de 60 gramos de media al día). Es importante destacar que hablamos de gramos de macronutriente, no de alimento. Por ejemplo, 100 gramos de carne o de pescado tienen entre 20 y 30 gramos de proteína. Debemos además considerar las fuentes de proteína vegetal, que suman también al total.

Dentro de los aminoácidos individuales se ha estudiado de un modo especial el triptófano, puesto que es el precursor de la serotonina. Tradicionalmente se asumía que comer alimentos ricos en triptófano, como pavo o queso cottage, mejoraban el estado de ánimo, pero los estudios no confirman esta idea. El triptófano compite con otros aminoácidos más abundantes para cruzar la barrera hematoencefálica, dificultando su entrada en el cerebro. Por este motivo puede ser interesante añadir algo de carbohidrato a la proteína. Al elevar la insulina, buena parte de los aminoácidos competidores se derivan hacia el tejido muscular, facilitando así la entrada del triptófano en el cerebro. La microbiota participa también en la conversión de triptófano a serotonina, y, como veremos más adelante, una buena microbiota es esencial para una buena salud mental.

Otro ejemplo sería la tirosina, un aminoácido precursor de catecolaminas como la dopamina o la noradrenalina. La dopamina es la molécula de la motivación; nos anima a perseguir nuevos objetivos y a superar desafíos. La noradrenalina funciona como hormona y como neurotransmisor, y su misión es prepararnos para la acción.

Carbohidrato

Al contrario que la proteína y la grasa, el carbohidrato no desempeña ningún papel estructural en nuestro cuerpo; es simplemente un sustrato energético. Dentro de los carbohidratos, el cerebro solo puede utilizar uno muy especial: la glucosa.

En condiciones normales, el cerebro requiere unos 120 gramos de glucosa al día, algo menos de 500 calorías. Sin embargo, en momentos de escasez o durante largos inviernos, reducía su consumo de glucosa y la reemplazaba en gran medida por los llamados cuerpos cetónicos, un combustible cerebral muy interesante del que hablaremos en breve.

Los carbohidratos saludables liberan glucosa de manera lenta, dosificando su entrada en nuestro torrente sanguíneo. En el grupo de carbohidratos recomendables están algunos de los que repasamos antes, como verdura, fruta, tubérculos o legumbres. Además de aportar energía contienen buena cantidad de nutrientes y minerales importantes para nuestro cerebro.

Por el contrario, los carbohidratos refinados aportan pocos nutrientes y poca fibra, y además producen mayores picos de insulina. Múltiples estudios establecen una relación directa entre elevados niveles de insulina y peor salud mental.

En cualquier caso, no parecen tan perjudiciales los picos puntuales como las elevaciones constantes. Por este motivo, algunos carbohidratos rápidos, como el arroz blanco, tampoco son necesariamente malos: si te mantienes activo, la glucosa que aportan será captada enseguida por tus músculos, evitando así que se acumule en la sangre. El problema surge por una combinación cada vez más frecuente: alto consumo de carbohidratos refinados y baja actividad física.

Un estudio en casi 1.000 adultos de avanzada edad, sin síntomas todavía de enfermedad, observó que la capacidad cognitiva de aquellos con mayor consumo de carbohidrato degeneraba más rápido en comparación con los que seguían dietas más ricas en grasa y proteína. Pero antes de culpar al carbohidrato en general, debemos analizar su origen. En el estudio anterior, los investigadores comprobaron que las dietas más ricas en carbohidrato lo eran también en productos azucarados, lo que seguramente explicaría buena parte de la diferencia. Un metanálisis publicado en 2019 concluyó que el patrón mediterráneo se asocia con menores tasas de alzhéimer, pero sobre todo en aquellas dietas con menor carga glucémica.

Al igual que con la grasa, no importa tanto el porcentaje de carbohidrato de tu dieta como los alimentos que lo aportan. Dicho esto, personas con diabetes tipo 2 o síndrome metabólico se benefician en muchos casos de reducir el carbohidrato. Varios estudios indican que, en estos casos, restringir este macronutriente mejora su función cognitiva y eleva los niveles de BDNF en sangre.

Pero... ¿no necesita azúcar el cerebro?

Uno de los mitos más extendidos en relación con el cerebro y la nutrición es que el cerebro necesita azúcar. Pero lo que el cerebro necesita en realidad es glucosa, disponible en multitud de alimentos como la fruta, las legumbres o los tubérculos.

Además, mientras que estos alimentos ofrecen un suministro gradual y constante de glucosa a nuestro cerebro, los alimentos ultraprocesados, y más aún las bebidas azucaradas, generan elevados picos de glucosa en sangre, con las posteriores liberaciones de insulina. Estos vaivenes de glucosa e insulina se asocian con mayor declive cognitivo y riesgo de alzhéimer, incluso en personas no diabéticas.

Nuestros ancestros no tenían acceso directo a lo que hoy conocemos como azúcar, un producto refinado solo disponible en altas cantidades gracias a procesos industriales. Durante cientos de miles de años, nuestro hambriento cerebro obtenía toda la glucosa que necesitaba a partir de alimentos enteros. Los tubérculos, por ejemplo, son ricos en almidón, un carbohidrato complejo convertible en glucosa tras su digestión. Las frutas aportan distintas combinaciones de glucosa y fructosa. El azúcar está formado a su vez por partes iguales de fructosa y glucosa.

Al digerir el azúcar, nuestro intestino lo divide en los monosacáridos que lo forman: glucosa y fructosa. Tras la división, estos compuestos siguen caminos distintos en nuestro cuerpo. La glucosa puede ser utilizada por todas nuestras células, incluyendo por supuesto las neuronas. La fructosa, sin embargo, es metabolizada principalmente en el hígado. De entrada, se convierte en glucógeno hepático, que se libera posteriormente en forma de glucosa en el torrente sanguíneo. Sin embargo, al saturar su capacidad, el hígado empieza a convertir la fructosa adicional en grasa hepática. El consumo elevado de bebidas azucaradas y ultraprocesados (ricos en

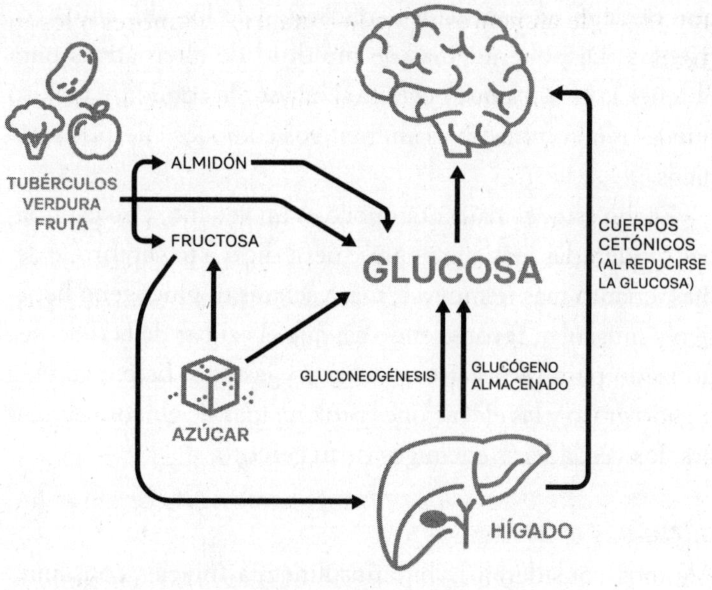

El cerebro necesita glucosa, no azúcar, y la obtiene de diversas formas.

azúcar) ha disparado en los últimos años las tasas de hígado graso no alcohólico, el equivalente a *foie gras* humano. En modelos animales, el hígado graso precede al desarrollo de alzhéimer, y es muy probable que lo mismo ocurra en nuestro caso.

Por otro lado, el hígado puede producir glucosa a partir de compuestos como lactato, aminoácidos o glicerol, a través de procesos como la gluconeogénesis. Por si esto fuera poco, en situaciones de baja disponibilidad de glucosa el hígado genera cuerpos cetónicos, usables por el cerebro como veremos en breve.

En resumen, tu cerebro no necesita azúcar sino glucosa,

que obtiene en cantidades suficientes de los alimentos corrientes. Dispone además de multitud de alternativas para obtener la glucosa que necesita si escasea la comida, e incluso puede usar combustibles alternativos como los cuerpos cetónicos.

Dicho esto, el azúcar tampoco es un veneno, y en cantidades moderadas no tiene por qué perjudicar a tu cerebro. Además, cuanto más te muevas, más vaciarás tu glucógeno hepático y muscular, favoreciendo así que el azúcar de la dieta sea utilizado para recargar el glucógeno gastado. Esto evitará el hígado graso y las elevaciones prolongadas de glucosa en sangre, los verdaderos enemigos de tu cerebro.

La insulina y tu cerebro

Algunos consideran la hiperinsulinemia (niveles constantemente elevados de insulina en sangre) como el nexo común entre buena parte de las enfermedades crónicas modernas, como el cáncer, la diabetes y la enfermedad coronaria.

Hasta hace poco se asumía que la insulina tenía un efecto limitado en el cerebro, asociado principalmente a la señal de saciedad a través del hipotálamo. El hipotálamo juega un papel central en la regulación de la homeostasis del cuerpo, controlando, por ejemplo, el ciclo hambre-saciedad. El descubrimiento posterior de receptores de insulina en otras partes del cerebro, y en particular en el hipocampo, hizo sospechar que la insulina era más importante de lo que se creía, y hoy sabemos que participa en la plasticidad sináptica y el aprendizaje. Por este motivo la desregulación de esta hormona causa tantos problemas.

La resistencia a la insulina es un buen predictor de la acumulación de placa amiloide en el cerebro, hasta el punto de que algunos denominan al alzhéimer «diabetes tipo 3». El exceso de insulina reduce la plasticidad sináptica y limita la llegada de oxígeno al cerebro, al perjudicar, por ejemplo, la función del endotelio. Dificulta también el trabajo del sistema glinfático, el departamento de limpieza cerebral que se activa sobre todo mientras dormimos. Apoyan esta hipótesis los estudios que demuestran menores tasas de demencia en personas diabéticas que toman metformina, un fármaco que reduce la resistencia a la insulina.

En cualquier caso, debemos entender que la resistencia a la insulina tiene más que ver con un superávit calórico constante que con el porcentaje de carbohidrato en la dieta. Algunas personas tienen menos sensibilidad al carbohidrato por naturaleza, y limitar su consumo les puede ayudar a perder peso y regular sus niveles de glucosa en sangre con más facilidad.

Como siempre, los carbohidratos menos recomendables son los más procesados. Esto incluye evidentemente la bollería, pero también otros como la pasta y el pan blanco. Como regla general, tu consumo de carbohidrato debería estar alineado con tu nivel de actividad física. Cuanto más te muevas, más glucosa captarán tus músculos y menos riesgo tendrás de que el exceso de insulina altere tu función cognitiva.

SUPLEMENTOS

Un cerebro de alto rendimiento es un activo valioso en el mundo moderno. La calidad de nuestra vida dependerá en gran medida de nuestra capacidad de resolver problemas, tomar buenas decisiones y actuar después con foco y determinación.

Por este motivo, la gente busca constantemente cualquier suplemento que prometa alguna ventaja cognitiva, dando lugar a la gran oferta de los llamados nootrópicos o drogas inteligentes. Muchos de estos compuestos son sintéticos, como el modafinilo o el piracetam. A pesar de su atractivo, hay pocos estudios que analicen su efectividad y seguridad a largo plazo, por lo que recomiendo tener cuidado.

Hay compuestos naturales que, sin embargo, han demostrado tener un efecto positivo en el cerebro y ser mucho más seguros. Revisaremos a continuación los principales, pero recordemos antes que son un factor mucho menos relevante que todo lo anterior. Ningún suplemento puede compensar una mala dieta.

El poder del placebo

Cuando evaluamos el efecto de un suplemento en un grupo de sujetos debemos compararlo siempre con otro grupo que solo toma un placebo.

El cerebro tiene una gran capacidad de crear expectativas y de ajustar después la fisiología para que encaje con sus creencias. Muchos menosprecian el placebo como un simple truco psicológico, pero tiene un profundo impacto biológico. El cerebro es la farmacia más sofisticada del planeta, y podemos regular su funcionamiento con el pensamiento.

Al tomar una pastilla, nuestro cerebro genera una expectativa, y muchas veces la expectativa es tan importante como la pastilla.

Al principio de la industria farmacéutica, los fármacos solo debían demostrar que tenían un efecto positivo, sin ser comparados con nada. Sorprendentemente, casi todos los fármacos funcionaban. Sin embargo, cuando se empezó a apreciar la tremenda complejidad del efecto placebo, cambió el requisito de aprobación: el fármaco debía demostrar que era más efectivo que un placebo para ser aceptado como tratamiento. De repente, la gran mayoría de los fármacos fracasaban. Superar el efecto de la propia mente resultó ser mucho más difícil de lo que se pensaba.

Cafeína y L-teanina

Ya hemos hablado antes de la cafeína, y es de hecho el compuesto psicoactivo de uso más extendido. Algunos historiadores le otorgan incluso un papel central en los avances de la Revolución industrial, y afirman que sin cafeína la humanidad sería muy distinta. Es evidente que esta molécula tiene un gran poder sobre nuestra mente, pero como vimos previamente, debemos usarla con responsabilidad.

Su consumo diario se asocia con una mejor salud mental a largo plazo, pero en este caso no la podremos usar para rendir mejor en un momento puntual. Mi recomendación es no superar los 200 miligramos al día (un par de cafés), y dejarlo de lado durante una semana cada pocos meses. De esta manera notarás más su efecto mental cuando realmente lo necesites.

Si buscas potenciar la atención minimizando la estimulación, combina cafeína y L-teanina. Empieza, por ejemplo, con 100 miligramos de cada una y sube hasta 200 miligramos si no notas suficiente efecto.

Bacopa monnieri

La *Bacopa monnieri* es una hierba perenne que crece en zonas pantanosas de varios continentes y ha sido utilizada en medicinas milenarias. En la antigua India se prescribía para reducir la ansiedad y mejorar la memoria, y hoy la ciencia respalda su efecto.

En personas mayores, suplementar con *Bacopa monnieri* durante varias semanas mejora la memoria y la capacidad de atención. Aunque el efecto es más notable en mayores, se observa también en personas jóvenes. Un ensayo clínico en estudiantes de medicina demostró que suplementar durante seis semanas mejoró el rendimiento en varias pruebas de memoria en comparación con la ingesta de un placebo. También se han visto resultados positivos, aunque modestos, en adolescentes y en niños.

Estos beneficios cognitivos se deben principalmente a su aporte de bacósidos, unas moléculas que mejoran la transmisión sináptica en el cerebro, alargando, por ejemplo, las dendritas y reduciendo el estrés oxidativo.

La dosis utilizada en la mayoría de los estudios está entre 150 y 400 miligramos al día, durante al menos un mes.

Creatina

La creatina es el suplemento más popular en el mundo del gimnasio, y su fama es merecida. Eleva la acumulación de fosfocreatina muscular, un combustible rápidamente convertible en energía. Esto ayuda a realizar alguna repetición adicional y por tanto a ganar más masa muscular.

Recientemente, la ciencia sobre la creatina ha saltado del ámbito deportivo al cognitivo, al entender que el cerebro mantiene su propia reserva de fosfocreatina. Si este sustrato energético se reduce, también lo hace el rendimiento del cerebro, favoreciendo además la progresión de trastornos de ansiedad y depresión.

Estudios en personas jóvenes indican que suplementar con creatina reduce la fatiga mental al realizar esfuerzos cognitivos y mitiga el declive mental por déficit de sueño. Las mejoras, en cualquier caso, son pequeñas para la mayoría, y dependen en gran medida de los niveles de creatina de partida. Al suplementar se eleva un 9 % la presencia de creatina en el cerebro, pero esto es un valor promedio. En algunas personas apenas se nota la diferencia y en otras el aumento es bastante mayor.

Personas vegetarianas o veganas suelen tener menores niveles de creatina, y en estos casos los suplementos de creatina parecen tener mayor efecto, mejorando la memoria y la velocidad de procesamiento. También se observa un mayor efecto en adultos de avanzada edad, probablemente por déficit en el metabolismo de la creatina, fruto del envejecimiento cerebral. La dosis efectiva ronda los 5 gramos diarios, tomados durante varias semanas para rellenar las reservas cerebrales.

Suplementar con creatina parece elevar además los niveles de una molécula denominada SAMe (S-adenosil-L-metionina), con efecto antidepresivo. Y estudios recientes parecen confirmar que la creatina podría ayudar también a mitigar los síntomas de la depresión.

Alfa-GPC

La alfa-glicerilfosforilcolina (alfa-GPC para los amigos) es el suplemento cognitivo más popular dentro de los llamados colinérgicos, orientados a elevar el nivel de acetilcolina en el cerebro. La acetilcolina es un neurotransmisor clave para la memoria y el aprendizaje, de ahí la importancia de ingerir suficiente colina, su nutriente precursor. Ingestas bajas de colina se asocian con una peor función cognitiva. Este nutriente está especialmente presente en huevos, hígado, carne o pescado, y en menor medida también en alimentos vegetales como brócoli, quínoa, soja o garbanzos.

Estudios en ratones indican que suplementar con alfa-GPC mejora el rendimiento cognitivo, pero los estudios en humanos son menos claros. Varios colinérgicos se asocian con leves mejorías en personas con demencia, y probablemente serán más efectivos en personas con bajo consumo de colina.

En jóvenes, la alfa-GPC no ha demostrado mejorar el rendimiento cognitivo, pero con dosis de 500-600 miligramos diarios podría mejorar la señalización nerviosa ligada con la activación muscular y potenciar así el rendimiento físico.

Adaptógenos

Como veremos más adelante, el estrés agudo y puntual potencia nuestro cerebro, pero el estrés crónico es un asesino neuronal. Inhibe la plasticidad cerebral, reduce el tamaño del hipocampo y contribuye a aumentar la depresión y la ansiedad.

Si notas que el estrés crónico te afecta mentalmente, podrías probar con los llamados adaptógenos, sustancias que parecen proteger contra este estrés. Mis favoritos son ashwagandha, rhodiola rosea y ginkgo biloba. No hay demasiados estudios sobre su efecto en el cerebro, pero sí se asocian en general con resultados favorables a nivel neuronal.

AYUNO INTERMITENTE. DE VEZ EN CUANDO, NO ALIMENTES TU CEREBRO

Durante décadas se recomendaba realizar muchas pequeñas comidas al día, y una de las justificaciones de esta creencia era asegurar un suministro constante de glucosa al cerebro. Sin alimentos cada poco tiempo, se pensaba, nuestro rendimiento cognitivo disminuiría.

Sin embargo, esta idea no parece coherente con el entorno en el que evolucionaron nuestros genes. Nuestro cerebro se forjó resolviendo problemas en condiciones de escasez, y desayunar antes de salir a cazar rara vez era una posibilidad. La comida era una recompensa al esfuerzo, y el esfuerzo no se realizaba con el estómago lleno. Cualquier animal cuya función cognitiva se viese disminuida por una limitación temporal de comida no habría sobrevivido hasta nuestros días. Y, de hecho, vemos que ocurre justo lo opuesto: la ausencia puntual de alimento beneficia al cerebro. Como dice el refranero, el hambre agudiza el ingenio.

En biología, se utiliza el término «hormesis» para reflejar un fenómeno paradójico: un estrés excesivo nos daña, pero su ausencia también. Ayunos cortos, de 16 a 48 horas, suponen cierto estrés para nuestro cerebro y, aplicados de manera intermitente, mejoran su funcionamiento y su resistencia a la enfermedad. Por el contrario, un suministro constante de alimento atrofia las capacidades de las que dependió durante gran parte de su evolución.

Estudios en ratones indican que el ayuno eleva la producción de BDNF, reduce el estrés oxidativo en el cerebro, aumenta las mitocondrias neuronales (encargadas de producir energía) y combate la neuroinflamación. Ratones con síntomas de demencia mejoran su coordinación motora y su orientación en laberintos al privarles puntualmente de alimento. En estos animales, los ayunos controlados activan además la autofagia cerebral. La autofagia es nuestro sistema de reciclaje celular, y se encarga, por ejemplo, de eliminar proteínas dañadas. Enfermedades como el alzhéimer se relacionan precisamente con la acumulación de proteínas extrañas, y al menos en ratones el ayuno periódico protege contra este trastorno. Por el contrario, ratones alimentados constantemente muestran mayor atrofia cognitiva con el tiempo.

Los estudios en humanos son todavía escasos, pero la evidencia existente apunta en la misma dirección. Las primeras investigaciones sobre el ayuno en personas se centraron en trastornos metabólicos y demostraron que distintas estrategias de ayuno intermitente son efectivas para reducir la resistencia a la insulina y revertir el llamado síndrome metabólico. Los beneficios encontrados en estos ámbitos animaron a neurocientíficos y psiquiatras a estudiar también los efectos del ayuno en el cerebro, con resultados prometedores de momento.

Parte de los beneficios estudiados parecen proceder del cambio de combustible que se produce en el cerebro al restringir los alimentos, ya que el ayuno es capaz de activar un poderoso interruptor metabólico que apenas usamos en el mundo moderno. Es hora de hablar de la cetosis.

DE GLUCOSA A CUERPOS CETÓNICOS

Nuestro cuerpo almacena decenas de miles de calorías en forma de grasa. Incluso una persona sin sobrepeso puede acumular más de 50.000 calorías en su tejido adiposo. Por el contrario, tenemos poco glucógeno, que es básicamente glucosa almacenada, bien en el hígado o en los músculos. Almacenamos en total menos de 2.000 calorías en forma de glucógeno, que nos darían para vivir apenas un día.

Al contrario que la glucosa, la grasa no puede cruzar la barrera hematoencefálica, generando una aparente paradoja evolutiva: nuestro cerebro es el órgano más hambriento, pero depende de nuestro combustible menos disponible. Si esto fuera realmente cierto, nuestra especie se habría extinguido hace tiempo. Por suerte, la evolución encontró una solución: la cetosis.

En ausencia de comida, nuestro cuerpo cambia su metabolismo para reducir el consumo de glucosa y elevar el de ácidos grasos. El hígado utiliza precisamente estos ácidos

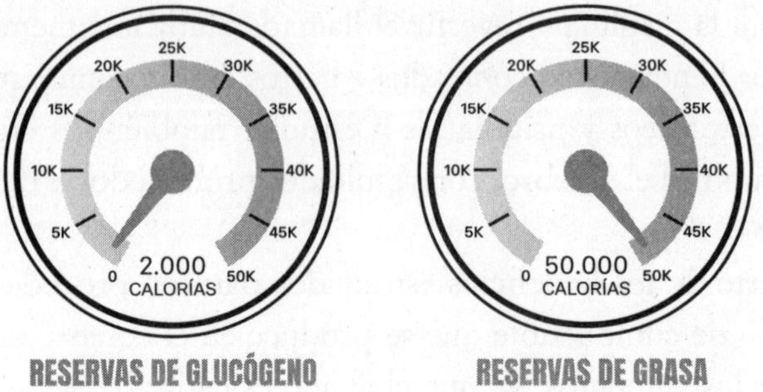

Nuestras reservas de glucosa son pequeñas, pero, gracias a la cetosis, nuestro cerebro puede obtener energía a partir de la grasa.

grasos para producir los llamados cuerpos cetónicos, unas moléculas energéticas capaces de cruzar la barrera hematoencefálica y alimentar a nuestras neuronas. Tras varios días sin comida, más del 70 % de la energía del cerebro es provista por el beta-hidroxibutirato, el principal cuerpo cetónico. Y la poca glucosa que requiere ahora el cerebro es producida fácilmente por el hígado a través del proceso de gluconeogénesis. Para ello usa en parte glicerol, un compuesto liberado al romper los triglicéridos almacenados en las células grasas.

En resumen, el cerebro pasa a alimentarse indirectamente de la grasa, usando para ello estos cuerpos cetónicos. Es su forma de acceder a las enormes reservas energéticas que almacenamos en forma de grasa, limitando así su dependencia de la glucosa.

Nuestro cerebro no solo está bien adaptado a usar los cuerpos cetónicos como combustible, sino que su uso periódico le beneficia. Investigaciones recientes indican que estos cuerpos cetónicos son mucho más que una fuente de energía alternativa, al ejercer también beneficios directos sobre el

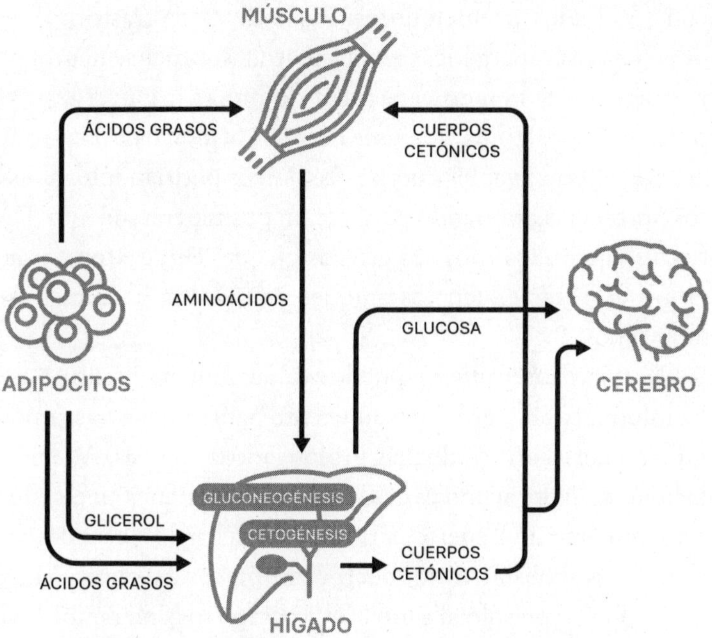

Al entrar en cetosis, el cerebro reduce su consumo de glucosa y empieza a consumir en mayor medida cuerpos cetónicos.

cerebro. En este sentido, una publicación en la revista *Nature Reviews Neuroscience* explica la importancia de activar este interruptor metabólico con cierta frecuencia. Estudios recientes demuestran que los cuerpos cetónicos producen adaptaciones específicas en las redes neuronales del cerebro que mejoran su resistencia al estrés y a la enfermedad.

En resumen, incluir períodos breves de ayuno en nuestra vida no solo es bueno para el cuerpo, sino también para el cerebro. En los últimos años se están estudiando además posibles beneficios de la cetosis en distintos trastornos mentales, con resultados prometedores. Parte de estos trastornos se deben a crisis energéticas en las neuronas. Muchas neuronas pierden con el tiempo capacidad de procesar glucosa, pero retienen la posibilidad de usar cuerpos cetónicos. Al aportar energía alternativa, los cuerpos cetónicos podrían mitigar estos problemas, formando parte de un posible tratamiento. De hecho, fueron los antiguos griegos quienes empezaron a usar el ayuno para reducir los ataques epilépticos hace más de 2.000 años.

El ayuno intermitente puede ayudar a mantener una buena salud mental, pero no es suficiente para mitigar trastornos que requieren un estado más prolongado de cetosis. Además, la limitación del ayuno es evidente: si lo mantienes en el tiempo te mueres. Por suerte, a principios del siglo XX se descubrió el metabolismo de los cuerpos cetónicos. Se observó que se producían no solo al ayunar por completo, sino también al limitar simplemente el carbohidrato de la dieta. Y así se inventó la dieta cetogénica.

Dieta cetogénica

Con «dieta cetogénica» nos referimos a cualquier estrategia nutricional que eleve los niveles de cuerpos cetónicos en sangre, y esto se logra principalmente limitando los carbohidratos. Aunque el umbral máximo de carbohidrato que permite mantener el estado de cetosis depende de cada persona y de su nivel de actividad física, la mayoría empieza a producir cuerpos cetónicos al limitar su ingesta de carbohidrato por debajo de 50 gramos diarios.

Desde su invención en los años veinte del siglo pasado, la

dieta cetogénica se usó con éxito para tratar la epilepsia durante décadas. Con la invención posterior de fármacos anticonvulsivos, el uso de la cetosis como terapia pasó a un segundo plano. A pesar de su declive en el tratamiento de la epilepsia, muchos notaban que al adoptar una dieta cetogénica perdían peso fácilmente sin pasar hambre. En los años cuarenta, el doctor Alfred Pennington fue contratado por DuPont para averiguar por qué sus empleados ganaban peso cada año. Pennington conocía la dieta cetogénica, y propuso un enfoque similar como tratamiento principal. El resultado fue tan positivo que durante años se la conoció como «la dieta Dupont», y se publicaron varios estudios científicos con buenos resultados.

Con el inicio del siglo XXI, la dieta cetogénica continuó su ascenso. Los estudios demostraban su eficacia más allá de la pérdida de grasa. Cada año se publicaban nuevos ensayos clínicos sobre los beneficios de una dieta cetogénica para tratar enfermedades crónicas cada vez más frecuentes, como la diabetes, los trastornos neurodegenerativos e incluso algunos tipos de cáncer.

Centrándonos en su efecto a nivel mental, debemos entender que la cetosis es nuestro estado metabólico inicial. Durante los primeros años de vida, el rápido desarrollo del cerebro requiere ingentes cantidades de energía, y dado que los bebés tienen reservas de glucógeno muy pequeñas, pasan gran parte del día en cetosis.

Además de su papel como sustrato energético alternativo, los cuerpos cetónicos actúan como moléculas señalizadoras, con efectos interesantes en el cerebro. Aumentan, por ejemplo, el número de mitocondrias de las neuronas, elevando su eficiencia metabólica. Además, utilizar cuerpos cetónicos como energía produce menos radicales libres en las neuronas que usar glucosa, de ahí que algunos investigadores lo consideren como un combustible limpio para el cerebro. En condiciones normales, el cerebro neutraliza sin problemas los radicales libres producidos al quemar glucosa, pero en ciertos casos es incapaz de mantener el ritmo y su acumulación puede causar problemas. Además, los cuerpos cetónicos elevan la producción de glutatión, nuestro antioxidante más potente, otro de los beneficios de su activación periódica. Por si esto fuera poco, estudios en ratones indican que los cuerpos cetónicos aumentan la producción de BDNF.

Entre sus beneficios potenciales en los cerebros humanos, sin duda el más estudiado es su efecto en la epilepsia, aunque no están del todo claros los motivos. Se cree, por ejemplo, que los cuerpos cetónicos ayudan a regular la ratio GABA-glutamato, mitigando los ataques epilépticos. El GABA es inhibidor y el glutamato excitador. Ambos neurotransmisores son necesarios, pero deben convivir en equilibrio. Se cree también que algunos tipos de epilepsia se deben a deficiencias en el transportador GLUT-1, que facilita la entrada de glucosa en el cerebro. En estos casos, la dieta cetogénica produce mejoras importantes al aportar un combustible alternativo.

En cuanto al alzhéimer, sabemos que se asocia a una acumulación excesiva de proteínas dañadas, cuyo resultado son las llamadas placas amiloides y los ovillos neurofibrilares, que pueden derivar en muerte neuronal. Sin embargo, distintos tratamientos para reducir estas proteínas dañadas no han producido efectos positivos, por lo que algunos consideran que estas placas son un síntoma más de la enfermedad, y no la causa principal. Se cree que uno de los factores que contribuye al daño neuronal es algún tipo de crisis de energía en la que las neuronas pierden la capacidad de utilizar glucosa mucho antes de la manifestación de los primeros síntomas de la enfermedad. Este déficit energético no permitiría al cerebro realizar correctamente sus funciones, como gestionar las proteínas precursoras amiloideas. La inflamación resultante parece también contribuir al desarrollo de la enfermedad, y la cetosis reduce esta inflamación cerebral. Además, ante carencias energéticas, los cuerpos cetónicos actúan como combustible de respaldo, permitiendo recuperar parte de la funcionalidad perdida. Varios estudios indican que la capacidad de utilizar cuerpos cetónicos suele permanecer inalterada en la mayoría de los pacientes con alzhéimer. Nuevas investigaciones demuestran que los suplementos de cuerpos cetónicos reducen la muerte celular en animales con alzhéimer, a la vez que mejoran la producción de energía en el cerebro.

Tenemos también evidencia en humanos del uso de dietas cetogénicas para tratar la demencia. Un ensayo clínico mostró beneficios en varios test cognitivos en pacientes con alzhéimer al inducir la cetosis con suplementos de triglicéridos de cadena media. Comprobaron además que la mejora era proporcional a la elevación de beta-hidroxibutirato, y se observaron mejoras incluso con niveles de 0,4-0,6 milimoles por litro, que equivalen a una cetosis ligera. Estudios más recientes demuestran también beneficios cognitivos en personas con síntomas de alzhéimer al seguir una dieta cetogénica durante seis semanas, y de nuevo la mejora es proporcional a la elevación de los cuerpos cetónicos.

Después del alzhéimer, el párkinson es el trastorno degenerativo más frecuente. Su desarrollo está ligado a daños en las neuronas de la llamada sustancia negra, donde se produce la mayor parte de la dopamina. Aunque la dopamina se asocia principalmente con el sistema de recompensa del cerebro, también desempeña un papel importante en el aprendizaje y el movimiento, de ahí los temblores y la degeneración del control motor que produce esta enfermedad. El fármaco levodopa (o L-dopa), precursor metabólico de la dopamina, mitiga los síntomas, pero no corrige el problema original y en muchos casos tiene efectos secundarios (como mayor impulsividad). Investigaciones en personas con párkinson demuestran una menor captación de glucosa en las neuronas de la sustancia negra y también menores niveles de autofagia. Al igual que en el caso del alzhéimer, las carencias de autofagia contribuyen a la acumulación de los llamados cuerpos de Lewy, unas proteínas dañadas que se aprecian también en otros tipos de demencia. La cetosis podría beneficiar a estas personas por una vía doble, ya que, además de reemplazar la glucosa como combustible principal, parece elevar la autofagia neuronal.

Estudios en animales demuestran que suministrar beta-hidroxibutirato exógeno mitiga la degeneración de las neuronas de la sustancia negra. Se reducen también los síntomas externos asociados a esta enfermedad, como los problemas en el control motor. Un estudio en humanos que sometió a personas con párkinson a veintiocho días de dieta cetogénica reportó una mejoría medible en temblores, equilibrio y síntomas depresivos. También se han observado mejorías con suplementación de beta-hidroxibutirato y triglicéridos de cadena media.

Por último, muchas personas que empezaban una dieta cetogénica para perder grasa notaban que sus migrañas se aliviaban. Distintos investigadores decidieron estudiar este fenómeno y los resultados fueron positivos. Actualmente contamos con varios ensayos clínicos que confirman los beneficios de la cetosis para mitigar los ataques de migraña.

En resumen, aunque cada trastorno neurodegenerativo tiene sus particularidades, muchos comparten causas similares, como dificultad para utilizar glucosa, disfunción mitocondrial, déficit de autofagia e inflamación. Una dieta cetogénica podría prevenir o mitigar estos trastornos, aunque debería ser pautada por un profesional. Los estudios existentes son esperanzadores, pero todavía existen muchas incógnitas en este campo.

Si quieres profundizar en los beneficios del ayuno intermitente y la dieta cetogénica, con ejemplos concretos de menús y recetas, echa un vistazo a mi programa «De Cero a Ceto» en <fitnessrevolucionario.com/deceroaceto>.

¿Debo estar siempre en cetosis?

Las dietas cetogénicas son muy restrictivas, y por eso recomiendo incluir simplemente un par de períodos de cetosis al año, de tres o cuatro semanas cada uno. Nuestros ancestros debían superar duros inviernos, durante los cuales el acceso al carbohidrato era limitado. No había fruta ni demasiadas plantas comestibles, lo que hizo de la caza y la pesca nuestras principales fuentes de sustento. Nuestro cerebro pasaría buena parte del invierno en cetosis, pero activaría de nuevo el interruptor metabólico de la glucosa al llegar la primavera.

No conocemos ninguna sociedad que esté en cetosis de forma permanente, y tampoco es lo más recomendable en el mundo moderno. Yo aconsejo seguir simplemente una dieta variada basada en alimentos frescos, como la que explicamos en las secciones anteriores, durante la mayor parte del tiempo. Para ir un paso más allá, complementa esa dieta con ayunos intermitentes frecuentes y algún ciclo de dieta cetogénica anual. Obtendrás así todos los beneficios de estos estresores nutricionales con mínimas restricciones.

Como siempre, es distinto usar una herramienta de manera preventiva que terapéutica. En personas con migrañas incapacitantes, alzhéimer o epilepsia que no responde a fármacos, la dieta cetogénica constante podría ser interesante, pero siempre supervisada por un profesional con experiencia.

LA FLEXIBILIDAD ES UNA VIRTUD MENTAL

A estas alturas entenderás ya la gran importancia que tiene la dieta en la salud mental. Sin embargo, tampoco debes caer en el error de pensar que debes evitar a toda costa los alimentos poco recomendables. Todo llevado al extremo se convierte en su opuesto. Ser consciente de la importancia de tu dieta es fundamental, pero preocuparte por cada cosa que entra en tu boca puede derivar en una obsesión peligrosa.

Si tu dieta global es buena, tu cerebro puede tolerar un capricho esporádico de vez en cuando. No te culpabilices si comes más de la cuenta en alguna ocasión o si a veces caes en la tentación.

Una buena dieta no exige una adhesión perfecta. De hecho, dietas muy restrictivas pueden ocasionar ansiedad y contribuir al aislamiento social, logrando el efecto opuesto en tu salud mental. Intenta comer lo mejor que puedas, pero no conviertas tu alimentación en una obsesión. Sigue las pautas anteriores en la medida de lo posible, pero sé también flexible. Como veremos en los siguientes capítulos, la salud de tu cerebro depende de mucho más que de los alimentos.

Si no te gustan las bacterias,
estás en el planeta equivocado.

STEWART BRAND

4

CUIDA TU SEGUNDO CEREBRO

Vivimos en un mundo microbiano. Hay más bacterias en tu mano que humanos en la tierra. Tu propio cuerpo es un ecosistema con muchas más células bacterianas que humanas. Sin bacterias no existiría la vida.

Las bacterias y otros microorganismos habitan en diversas partes de nuestro cuerpo, como la piel, la boca y, sobre todo, el intestino. El conjunto de todos estos organismos microscópicos se denomina microbiota. Pesa tanto como nuestro cerebro y sus genes superan a los nuestros con creces. Sin embargo, mientras que nuestro genoma humano es fijo, nuestro genoma bacteriano es moldeable; de ahí el interés reciente en entenderlo y controlarlo.

Hace casi 2.500 años, Hipócrates opinaba que todas las enfermedades comenzaban en el intestino. Aunque era una afirmación exagerada, no iba del todo desencaminado. Los problemas intestinales elevan el riesgo de muchas enfermedades, desde la aterosclerosis hasta el cáncer, pasando por la diabetes y multitud de trastornos autoinmunes. Y como iremos viendo, los desajustes intestinales contribuyen también a desarrollar diversos problemas mentales.

Las bacterias estaban en este planeta mucho antes que cualquier otra especie. A medida que colonizaban formas de vida más complejas, desarrollaban mecanismos de comunicación con los cerebros de sus nuevos huéspedes. Hace décadas conocemos ejemplos de cómo los microorganismos modifican el comportamiento de sus huéspedes para beneficio propio. El parásito toxoplasma puede infectar a distintos animales, pero solo puede reproducirse en el intestino de los gatos. Para llegar a su destino final es capaz de hacer perder el miedo a los ratones a los que infecta, elevando, por ejemplo, su producción de dopamina. Un ratón temerario se expondrá a los gatos con valentía, convirtiéndose rápidamente en su comida. Una vez alcanzado el intestino del gato, su objetivo deseado, el parásito puede ya reproducirse y continuar su ciclo vital. Otro ejemplo clásico es el virus de la rabia. Al infectar a un perro lo vuelve más agresivo y le hace producir más saliva. El resultado es más probabilidad de morder y más transmisión de saliva, lo que multiplica las posibilidades de extender el virus a nuevos animales.

Cada vez más evidencia confirma que los humanos no somos inmunes a la manipulación de estos pequeños invasores. Por suerte, la gran mayoría de nuestras bacterias están de nuestro lado; saben que nuestros destinos están ligados. Coevolucionamos a lo largo de millones de años para ayudarnos mutuamente. Nosotros les proveemos de alimento y cobijo. Ellas realizan multitud de funciones a cambio, como fermentar fibras y producir vitaminas, protegiéndonos además de invasiones de bacterias patológicas. Si nuestra microbiota no es saludable somos más vulnerables a infecciones peligrosas, desde la *Salmonella* hasta la *E. coli*. Pero esto no implica que las bacterias no intenten manipularnos de múltiples maneras, y en los últimos años hemos descubierto el gran efecto que distintos microorganismos tienen también en nuestro propio comportamiento. Por ejemplo, pueden cambiar la percepción del sabor, alterar el sistema de recompensa y producir antojos por alimentos concretos. Veremos además su papel crucial en el estado de ánimo y en la salud mental. Para todo ello utilizan una especie de autopista de doble sentido que conecta el cerebro con el intestino.

EL EJE INTESTINO-CEREBRO

El sistema digestivo es tremendamente complejo y en gran medida opera de manera independiente de tu cerebro. No en vano se le conoce como el «segundo cerebro», un término acuñado por Michael Gershon en 1998. Técnicamente nos referimos en realidad al sistema nervioso entérico, encargado de controlar la digestión y el tránsito intestinal. Interactúa además con el sistema inmunitario y mantiene la integridad de la barrera intestinal. Para coordinar todas estas complejas funciones se realizan constantes comunicaciones a través del eje intestino-cerebro, que utiliza tres conexiones principales: sistema nervioso, sistema inmune y sistema endocrino.

El sistema nervioso conecta el intestino y el cerebro a través del nervio vago, usando principalmente la acción de distintos neurotransmisores. El sistema inmune se comunica a través de citoquinas, y veremos la importante función de la microbiota en la modulación de la inflamación. Por último, el sistema endocrino utiliza hormonas como estrategia de comunicación, responsables de múltiples aspectos de nuestro comportamiento.

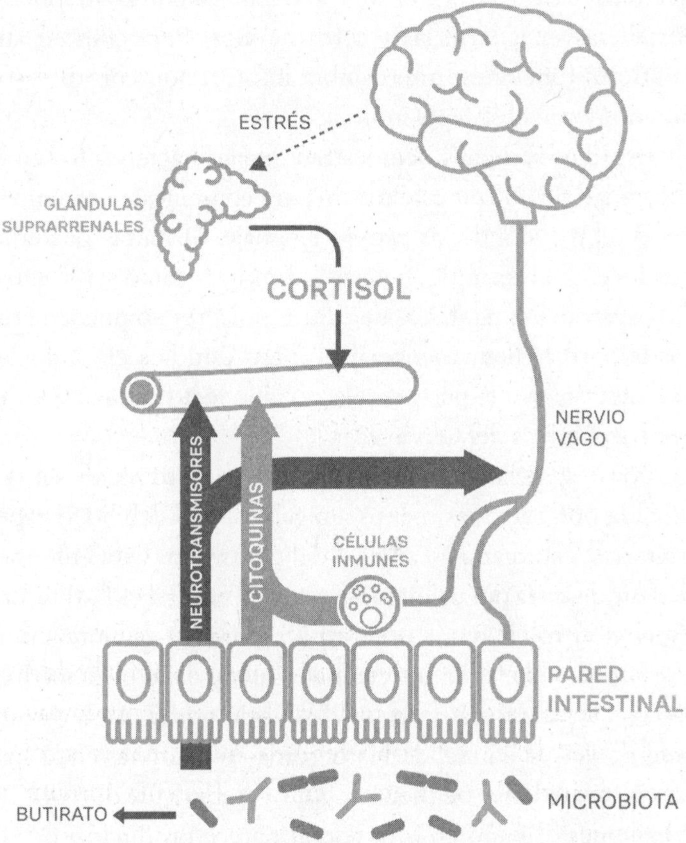

El nervio y el intestino se comunican a través de distintas vías, principalmente usando los sistemas nervioso, inmune y hormonal.

Profundicemos a continuación en los tres carriles principales de la autopista intestino-cerebro.

El nervio vago

Su nombre no proviene de su pereza, sino de latín, *vagus*, ya que parece divagar por el cuerpo dando multitud de rodeos. Atraviesa venas, arterias y otros nervios. Para cumplir sus múltiples funciones, intercambia información con diversos órganos y con el sistema inmune.

Estudios recientes demuestran que las bacterias tienen la capacidad de utilizar este nervio para comunicarse con nuestro cerebro, usando su propio lenguaje. Distintas bacterias producen, por ejemplo, neurotransmisores como serotonina, GABA y dopamina. Estos neurotransmisores no pueden cruzar la barrera hematoencefálica, pero estudios en animales demuestran que sí parecen ejercer un efecto calmante en el cerebro a través del nervio vago.

Por desgracia, esta vía de acceso al cerebro puede ser explotada por bacterias menos amigables, una debilidad especialmente estudiada en el caso del párkinson. Esta enfermedad fue descrita por primera vez en 1817 por James Parkinson. Originalmente le dio el nombre de «parálisis agitante», porque suponía que el origen estaba en algún daño de la médula espinal. Un siglo más tarde se descubrió que la causa de esta enfermedad es en realidad la pérdida de neuronas en la sustancia negra, una pequeña región cerebral productora de dopamina. El daño en esta región parece producirse por la formación de cuerpos de Lewy, causados a su vez por acumulaciones de una proteína especial denominada alfa-sinucleína. Se conocen distintos factores del entorno que pueden contribuir a esta degeneración (como tóxicos ambientales), pero recientemente se ha propuesto que una mala microbiota intestinal podría ser una causa adicional. En muchos casos se observaban problemas intestinales hasta veinte años antes de la aparición de los primeros síntomas de la enfermedad. Esto hizo sospechar a los investigadores que la enfermedad podría iniciarse en el intestino y ser transportada al cerebro a través del nervio vago.

Un estudio en más de 10.000 daneses cuyo nervio vago había sido cortado (antiguamente se realizaba esta cirugía para tratar úlceras) reveló que las tasas de párkinson en estas personas eran muy inferiores a las del resto de la población. Estudios posteriores demuestran que la proteína alfa-sinucleína puede formarse en el intestino y viajar hasta el cerebro a través del nervio vago, ocasionando el daño asociado a esta enfermedad.

Hablamos en estos casos de bacterias patológicas, pero en condiciones normales la microbiota contribuye al desarrollo neuronal. Estudios en ratones estériles (sin microbiota) señalan la existencia de distintas anomalías en su desarrollo neuronal, como menor plasticidad cerebral y una respuesta exagerada a situaciones de estrés. También se ha comprobado que la colonización bacteriana mitiga estos problemas, pero solo si tiene lugar en las primeras semanas de vida. Esta fue la primera evidencia (después vinieron muchas más) de que la microbiota interviene en el desarrollo neuronal y en el estado de ánimo.

También se ha comprobado que los ratones sin microbiota son más solitarios y que se vuelven más sociables al ser colonizados. Este cambio de comportamiento se explica porque las bacterias impulsan a sus huéspedes a buscar el contacto social y facilitar así la propagación a otros huéspedes. De hecho, trasplantar la microbiota de un ratón sociable a uno más solitario hace que este también se vuelva más amigable.

La mayoría de los estudios se han realizado en animales, pero los que existen en humanos muestran resultados muy similares. Además, los efectos de distintas bacterias parecen mantenerse entre especies, al menos parcialmente. En un sorprendente estudio se traspasó microbiota de personas con depresión severa a ratas de laboratorio sin ningún trastorno. Tras la intervención, las ratas empezaron a mostrar también síntomas de depresión. Pero ¿cómo sabemos que todos estos efectos están mediados por el nervio vago? Porque al cortarlo ya no se observan los resultados.

Sistema inmune

La pared intestinal representa la principal interfaz con nuestras bacterias, de ahí que nuestro sistema inmune concentre hasta el 70 % de sus células a lo largo del intestino. Las bacterias están fuera y las células inmunitarias dentro, pero se comunican todo el tiempo. Si todo va bien, la conversación entre ambos lados es amistosa y reina la calma. Pero si el sistema inmune nota algo extraño eleva su nivel de alarma, con efectos potencialmente peligrosos para el cerebro. Hay dos factores principales que pueden poner en alerta a tu sistema inmune: la disbiosis y la permeabilidad intestinal. Explicaremos primero ambos problemas y propondremos después algunas soluciones.

Con «disbiosis» nos referimos a una alteración en los tipos y cantidades de bacterias respecto a las que tu cuerpo espera. Todo ecosistema requiere un equilibrio, y aunque tu microbiota es tan personal como tu huella dactilar, hay combinaciones más favorables que otras. Una microbiota pobre o desequilibrada favorece la enfermedad.

Multitud de estudios han intentado descifrar las claves de la microbiota ideal para la salud mental, sin resultados claros de momento. El único elemento común que se asocia de manera consistente con un buen estado mental es la diversidad. Esta conclusión no resulta tan sorprendente si entendemos que el ecosistema bacteriano funciona como una especie de Parlamento, donde existen diferentes frentes con diferentes intereses. Suficiente diversidad favorece un cierto equilibrio de poder. Pero si algún grupo desarrolla una mayoría clara, tiende a abusar de su poder y a imponer su propia ley, causando problemas. Parece que las sociedades bacterianas no son tan distintas de las humanas. Estudios en animales y humanos demuestran que la disbiosis eleva el riesgo de sufrir trastornos mentales como la ansiedad y la depresión.

Y el segundo aspecto que puede hacer reaccionar al sistema inmune es la permeabilidad, producida cuando se daña la mucosa intestinal. Esta mucosa es una capa fina de células que cubre el intestino, separando tus bacterias de las células del sistema inmune. Podríamos ver esta mucosa como una especie de zona desmilitarizada, cuya existencia ayuda a mantener la calma. Para cumplir su función, estas células se pegan unas a otras formando las llamadas uniones estrechas (*tight junctions* en inglés). Esta barrera debe permitir el cruce de agua y nutrientes y bloquear el paso de patógenos, antígenos y toxinas. Muchos hábitos de la vida moderna dañan estas células y sus uniones, produciendo el conocido intestino permeable o poroso, un enemigo silencioso.

Las posibles causas de esta permeabilidad intestinal son muy variadas. A algunas personas les afectan ciertas lectinas o proteínas, como el gluten, y la propia microbiota puede comprometer la barrera intestinal. En ausencia de su alimento favorito, que a continuación veremos, las bacterias se comen la mucosa intestinal, aumentando así su permeabilidad. Sea cual sea la causa principal, esta porosidad facilita el cruce de proteínas de los alimentos y metabolitos de las bacterias. Cuando el sistema inmune detecta estos compuestos extraños en el interior del cuerpo, lanza su respuesta elevando la inflamación. Las citoquinas inflamatorias liberadas por el sistema inmune afectan directamente a la barrera hematoencefálica, que se vuelve también más permeable. Por tanto, existe conexión entre la permeabilidad intestinal y lo que se está empezando a llamar permeabilidad cerebral.

Aunque es un campo todavía en investigación, múltiples estudios revelan que el riesgo de sufrir distintos trastornos mentales es mayor en personas con permeabilidad intestinal.

Sistema endocrino

La tercera vía de comunicación entre el cerebro y el intestino es el sistema endocrino. En este caso, la comunicación no se realiza a través de neurotransmisores o citoquinas, sino de hormonas. Dentro de estas hormonas, se han estudiado en particular las relacionadas con la respuesta al estrés. Una presencia crónica de las hormonas del estrés afecta directamente a la microbiota, favoreciendo la disbiosis y la permeabilidad.

Por su importancia, profundizaremos más adelante en el efecto del estrés en el cerebro. De momento, pasemos a las recomendaciones para mejorar tu microbiota intestinal.

CLAVES PARA MEJORAR LA MICROBIOTA

Multitud de factores del entorno moderno atentan contra nuestra microbiota, y el más controlable es sin duda la dieta. El ecosistema bacteriano responde en cuestión de días a nuestros hábitos alimentarios, y por eso centraremos aquí los esfuerzos. Bacterias felices generan personas felices.

Como hemos visto, las bacterias pueden influir en nuestro comportamiento modulando incluso nuestros antojos. Por suerte, lo opuesto también es cierto: al mejorar nuestra dieta mejoramos nuestra microbiota, logrando así un efecto positivo en nuestro cerebro. En este sentido, debemos tener en cuenta dos componentes principales: los probióticos y los prebióticos.

Probióticos... y psicobióticos

Los probióticos son bacterias vivas que ingerimos con la esperanza de que tengan un efecto positivo en nuestra microbiota. Los alimentos fermentados son la principal fuente de estas bacterias beneficiosas, y varios estudios vinculan el consumo de alimentos fermentados con mejor salud mental.

Dentro de los alimentos fermentados, los lácteos (como el yogur o el kéfir) son los que más evidencia positiva acumulan por su papel modulador de la salud mental. De hecho, las primeras hipótesis que asociaban el consumo de lácteos fermentados con mejoras en el estado de ánimo se plantearon hace más de un siglo.

En 1909, el doctor Hubert Norman proponía una novedosa idea para tratar la depresión, o melancolía, como originalmente se la conocía. Escribía lo siguiente:

> Muchos han reportado asociación entre trastornos intestinales y estados melancólicos. Se asume que los primeros son causados por los segundos, pero imaginemos la hipótesis contraria.

Para probar esta hipótesis contraria, trató a pacientes melancólicos con leche fermentada y tabletas de *Lactobacilli*, con buenos resultados. Publicó estos casos en el *British Medical Journal* y animó a sus colegas a intentar replicar sus experimentos. Al año siguiente, el doctor George Porter publicó un estudio en el *British Journal of Psychiatry* en el que demostraba que una combinación de bacterias y fibras mejoraba el estado melancólico de un porcentaje relevante de pacientes. A pesar de los buenos resultados iniciales, el conocimiento era todavía insuficiente, y estas técnicas cayeron en el olvido con el desarrollo de los primeros antidepresivos.

Falta mucho por investigar, pero incluir alimentos fermentados seguramente te ayudará. Aunque los lácteos fermentados han sido los más estudiados, hay una gran variedad para explorar: el *Sauerkraut* o chucrut, preparado con repollo o col blanca fermentados; el kimchi, un clásico de la comida coreana, con col china fermentada; el miso o el natto, a partir de la soja fermentada. Aunque todos estos alimentos son recomendables y podrían ayudar a prevenir, no está claro que aporten suficiente carga bacteriana como para tener un efecto terapéutico real. Por este motivo ha cobrado especial interés el desarrollo de probióticos especiales orientados a mejorar la salud mental, los llamados psicobióticos.

Los psicobióticos son organismos vivos que, ingeridos en la cantidad adecuada, producen algún beneficio sobre nuestra salud mental. Algunos tipos de *Lactobacillus* y *Bifidobacte-*

rium modulan la producción de neurotransmisores como GABA, con efecto tranquilizante en el cerebro. También sintetizan aminoácidos como triptófano, precursor de la serotonina. Varios estudios con *Lactobacillus rhamnosus* en ratones revelan un efecto similar al Prozac, ya que reducen la depresión y la ansiedad. Otras investigaciones también en ratones muestran que ciertos probióticos podrían mitigar el progreso de trastornos neurodegenerativos, como el párkinson o el alzhéimer.

En cuanto a los humanos, una investigación reciente demostró que un probiótico de *Bifidobacterium longum* redujo el estrés crónico y mejoró la memoria en personas jóvenes. Otros que cuentan con evidencia favorable en humanos son el *Bifidobacterium infantis* y el *Lactobacillus rhamnosus*. Usados durante varias semanas logran en muchos casos una mejoría significativa de los síntomas de depresión.

En cualquier caso, esta ciencia está todavía en su infancia, y el efecto de cada psicobiótico dependerá en gran medida de la microbiota de partida. Es por tanto muy pronto para recomendarlos de manera preventiva, pero podrían ser una herramienta adicional en la lucha contra ciertos trastornos.

Prebióticos

Mientras que los probióticos son directamente bacterias, los llamados prebióticos son su alimento. Sin alimento de calidad, la microbiota bacteriana no puede prosperar, por lo que pierde diversidad y se daña la mucosa intestinal.

El alimento favorito de la microbiota es la fibra, y aunque se suele hablar de fibra en general, nos referimos en realidad a una compleja mezcla de diversos compuestos. Incluso la división tradicional entre fibra soluble e insoluble es una categorización arbitraria, y podríamos también clasificarla por su fermentabilidad o viscosidad.

Diversos estudios analizan el efecto de distintas fibras en la microbiota y, una vez más, parece que esta espera diversidad. Veamos algunos tipos de fibra interesantes y los alimentos que las contienen:

- *Beta-glucanos.* Se encuentran en algunos cereales como la avena y también en las setas.
- *Pectina.* Al igual que los beta-glucanos, la pectina es una fibra altamente fermentable, presente en frutas como la manzana, la pera o la naranja.
- *Inulina.* Es una fibra soluble que ha demostrado tener cierto efecto en la pérdida de peso. Está presente en verduras como la achicoria, la cebolla, el ajo, el cardo y la alcachofa.
- *Almidón resistente.* Otro interesante compuesto para tus bacterias, presente en alimentos como las patatas y el arroz, en especial al enfriarse.
- *Lignina.* Forma la estructura de la parte más dura o leñosa de verduras como la acelga o la lechuga.
- *Mucílagos.* Es una fibra soluble y viscosa que se encuentra en las semillas de chía o de lino, en algunas algas y además en los higos.

Algunos intestinos no toleran ciertas fibras

En personas sanas, la fibra aporta multitud de beneficios para la salud general y mental. Sin embargo, no todo el mundo la tolera bien. Si tienes SIBO (sobrecrecimiento bacteriano en el intestino delgado) o alguna enfermedad inflamatoria intestinal, un exceso de fibra (especialmente de ciertos tipos) puede empeorar el problema. En estos casos tiene sentido experimentar con una dieta baja en FODMAP. En <fitnessrevolucionario.com> encontrarás más información.

Cuando las bacterias fermentan la fibra de nuestra dieta, producen un interesante ácido graso denominado butirato que, al ser absorbido por las células del intestino, ejerce un efecto calmante en el sistema inmune y reduce la inflamación. Además, se ha demostrado que el butirato aporta otros beneficios a nuestro organismo; por ejemplo, mejora la salud de las células del intestino y reduce el riesgo de padecer cáncer de colon. Estudios recientes, todavía en animales, indican que participa en la salud de nuestro cerebro mejorando la integridad de la barrera hematoencefálica y favoreciendo la remielización neuronal.

CELIAQUÍA, GLUTEN Y SALUD MENTAL

En personas con celiaquía, el sistema inmune reacciona de manera exagerada al gluten, una proteína presente en el trigo y otros cereales. Como parte de esta equivocada respuesta, el sistema inmune ataca la mucosa del intestino, destruyendo las vellosidades encargadas de absorber los nutrientes de los alimentos.

Tradicionalmente se asumía que los síntomas de la celiaquía se limitaban al intestino, pero hoy sabemos que esta enfermedad afecta también al cerebro por los mecanismos descritos en secciones anteriores. En consecuencia, los celíacos tienen más riesgo de desarrollar trastornos como esquizofrenia, y diversos estudios demuestran que sus síntomas mejoran al eliminar el gluten. Pero la celiaquía representa en realidad la manifestación extrema de un problema mucho más frecuente, denominado sensibilidad al gluten no celíaca. Mientras que solo el 1 % de la población es celíaca, entre el 6 y el 10 % podría tener algún tipo de sensibilidad al gluten o a otros compuestos de ciertos cereales, como los fructanos o los inhibidores de la amilasa y la tripsina.

En personas sensibles, la gliadina presente en el gluten eleva la producción de una proteína llamada zonulina, que modula la permeabilidad de las uniones estrechas que forman las paredes intestinales. Esto contribuye a la permeabilidad intestinal observada en estas personas, y probablemente a un mayor riesgo de sufrir trastornos autoinmunes y mentales. Desde luego, esto no implica que podamos curar trastornos mentales eliminando el gluten, pero en este subgrupo de la población parece ayudar. Por último, un metanálisis que revisó distintos estudios concluyó que una dieta sin gluten podría mejorar los síntomas de depresión en personas con sensibilidad.

Resumiendo, la mayoría de las personas no tiene por qué limitar el gluten en su dieta, pero si notas problemas intestinales y sufres algún trastorno mental, eliminar el gluten una temporada sería una buena prueba a realizar. Si notas mejoría, es muy probable que tengas algún tipo de sensibilidad a esta proteína. Eliminar el gluten no supone ningún riesgo nutricional, siempre que no reemplaces estos cereales por los típicos productos sin gluten procesados. Prioriza siempre alimentos frescos y mínimamente procesados, siguiendo las pautas del capítulo anterior.

ANTIBIÓTICOS, SOLO SI SON REALMENTE NECESARIOS

La dieta es el factor que más influye en nuestra microbiota, pero no es lo único que importa. Los antibióticos son, por ejemplo, un arma de doble filo. Por un lado, son nuestra mejor defensa contra las bacterias patológicas, y han salvado más vidas que cualquier otra medicina. Por otro lado, no solo atacan a las bacterias malas, sino también a las que nos ayudan, por lo que su uso excesivo es causa frecuente de desequilibrios bacterianos. Estudios en ratones demuestran que los antibióticos reducen la producción de BDNF en el hipocampo y alteran su comportamiento volviéndolos más miedosos. Además, perjudican su memoria y los hace más propensos a desarrollar trastornos mentales. Amplios estudios en humanos confirman también una relación entre mayor uso de antibióticos y más riesgo de ansiedad y depresión, probablemente porque empobrecen nuestra microbiota.

SOCIEDAD Y MASCOTAS

Nuestro sistema inmune evolucionó junto a microbios y bacterias, y un entorno estéril no le permite desarrollarse. La exposición a distintos microorganismos representaba el sistema educativo de nuestro sistema inmune. A medida que avanza el desarrollo y la higiene, se elevan también las enfermedades causadas por un mal funcionamiento del sistema inmunitario, como el asma, la rinitis alérgica, los trastornos autoinmunes e incluso el cáncer.

Puede extrañar el caso del cáncer, pero nuevas evidencias demuestran que, en ciertos casos, el exceso de higiene es un factor adicional en el desarrollo de esta terrible enfermedad. En este sentido, hace poco se ha descubierto que el cáncer infantil más común, la leucemia linfoblástica aguda, se dispara cuando el sistema inmune no ha sido expuesto a suficientes microbios en los primeros años de vida, sumado por supuesto a cierta predisposición genética. Según los investigadores:

> La leucemia linfoblástica aguda puede verse como una consecuencia paradójica del progreso en las sociedades modernas, donde se restringe la exposición temprana a microbios. Esto genera una incoherencia evolutiva *entre las adaptaciones históricas del sistema inmune y el estilo de vida moderno.*

Por supuesto, no se trata de exponer a los niños a infecciones peligrosas, sino simplemente de no protegerles en exceso. Deben jugar con otros niños lo antes posible, no abusar de geles antimicrobianos y, en la medida de lo posible, exponerse a mascotas. El impulso de llevarse todo a la boca es probablemente una estrategia evolutiva para entrenar el sistema inmune.

Aunque la mayoría de los estudios sobre el impacto del exceso de higiene se centraron en los trastornos autoinmunes, la estrecha relación entre la microbiota y el cerebro motivó también la investigación en el ámbito de la salud mental. Un estudio reciente encontró, por ejemplo, que los niños que se habían criado con un perro tenían un 24 % menos de riesgo de desarrollar trastornos mentales como la esquizofrenia. El mayor efecto protector se observó en los niños que habían tenido perro antes de los 3 años. Así pues, al igual que los primeros años de vida representan una gran ventana de oportunidad para el desarrollo cerebral, también lo son para el sistema inmune, y es probable que ambos estén conectados.

Si estás de mal humor, da un paseo. Si sigues de mal humor, da otro paseo.

Hipócrates

5

MUEVE TU CEREBRO

Nuestro portentoso cerebro se forjó en movimiento. Un cerebro capaz de tomar decisiones sofisticadas solo tenía sentido si después podía ejecutarlas. En un entorno salvaje hay poca separación entre lo cognitivo y lo físico. Ambos procesos se retroalimentan y se apoyan constantemente. Cada movimiento aportaba al cerebro nueva información, que le permitía afinar su siguiente decisión. Nuestra supervivencia dependía de un ciclo continuo de pensamiento y movimiento.

Por este motivo, nuestro cerebro dedica gran parte de su estructura a controlar el movimiento del cuerpo y, como veremos, reducir el movimiento merma su funcionamiento.

LA COMPLEJIDAD DEL MOVIMIENTO

Pensamos que caminar o levantar peso son actividades meramente físicas, que dejan a nuestro cerebro descansar de sus avanzadas labores cognitivas. Pero la realidad es que correr requiere muchos más cálculos que jugar al ajedrez. Para sorpresa de muchos, el ejercicio no es una mera actividad física, sino que demanda mucha capacidad cognitiva.

Los humanos nos sentimos especialmente orgullosos de nuestra capacidad de realizar razonamientos abstractos y pensamientos complejos, como los necesarios para jugar al ajedrez. Sin embargo, esta capacidad es fácil de imitar y hace décadas que los ordenadores juegan al ajedrez. De hecho, lo hacen mucho mejor que nosotros. En 1996, el ordenador Deep Blue batió a Garri Kaspárov, el campeón mundial en aquel momento. Sin embargo, la inteligencia artificial tardó mucho más en conseguir que un robot hiciera algo tan *sencillo* como caminar, y el motivo es que caminar no es nada sencillo en realidad. Como decía Marvin Minsky, uno de los padres de la inteligencia artificial, somos menos conscientes de aquello que nuestra mente hace mejor.

Paradójicamente, es fácil para la inteligencia artificial hacer cosas que nos resultan difíciles a nosotros, como jugar al ajedrez o extraer sutiles patrones entre grandes volúmenes de información. Por el contrario, es muy difícil para la inteligencia artificial hacer cosas que nos parecen triviales, como lavar los platos o atarse los zapatos. Algo tan *básico* como dar un paseo por el bosque requiere un gran trabajo computacional. Tu cerebro debe integrar grandes cantidades de información sensorial y después coordinar la acción de multitud de músculos. El simple hecho de mantener el equilibrio sobre dos piernas mientras sorteas un pequeño obstáculo implica infinidad de cálculos, y es difícil de igualar por la inteligencia artificial. Esta es la denominada paradoja de Moravec, formulada por Hans Moravec de la siguiente manera:

> Es relativamente fácil conseguir que los ordenadores muestren capacidades similares a las de un humano adulto en un test de inteligencia o a la hora de jugar a las damas, pero es muy difícil lograr que adquieran las habilidades perceptivas y motoras de un bebé de un año.

Como siempre, la explicación de esta paradoja está en nuestra evolución. Nuestra inteligencia abstracta reside principalmente en la corteza prefrontal, la última zona en evolucionar. Dada su novedad, es la que nos resulta más compleja de manejar, pero es la más sencilla de simular. Al crear inteligencia artificial, estamos aplicando ingeniería inversa a nuestra propia inteligencia, y el esfuerzo requerido para copiar una funcionalidad es proporcional a su antigüedad. Como regla general, cuanto más tiempo haya tenido la selección natural para perfeccionar una capacidad cognitiva, más nos costará imitarla de manera artificial.

Controlar el movimiento ha sido una función básica del cerebro desde el inicio de los tiempos, y la evolución ha tenido cientos de millones de años de experimentación, de prueba y error, para construir una maquinaria de movimiento tremendamente compleja y eficiente. Sin embargo, la capacidad de razonar que nos otorga nuestra corteza prefrontal es reciente. Activarla nos supone un mayor esfuerzo mental, pero podemos simularla artificialmente con más facilidad. Somos más conscientes de los procesos sencillos que nos cuestan que de los procesos complejos que realizamos sin esfuerzo. Lo difícil nos parece fácil porque no somos conscientes de nuestras mejores habilidades. Por este motivo, trabajos ligados a limpiar casas serán mucho más difíciles de reemplazar mediante inteligencia artificial que los de los mejores profesionales de las finanzas.

En resumen, la capacidad de tu cerebro de controlar el movimiento es un valioso regalo que ha llegado tras millones de años. Usar con frecuencia este regalo es la mejor manera de agradecer el esfuerzo de tus ancestros, y cuidar de paso tu cerebro.

BENEFICIOS COGNITIVOS DEL EJERCICIO

Si nuestras avanzadas capacidades cognitivas se desarrollaron en el contexto de una elevada actividad física, ¿es posible que al reducirla drásticamente se atrofie nuestro cerebro? La evidencia científica así lo demuestra. De hecho, más que pensar que el ejercicio beneficia a nuestra salud mental, podríamos afirmar que, en su ausencia, el cerebro no funciona con normalidad.

Multitud de estudios a lo largo de las últimas décadas han demostrado que la actividad física es la mejor terapia antienvejecimiento para el cuerpo. Y lógicamente, sus efectos se extienden al cerebro. Revisemos algunos de ellos.

Ejercicio, plasticidad y envejecimiento cerebral

La primera evidencia de la capacidad del cerebro de generar neuronas nuevas se obtuvo a partir de estudios en ratones, y lo único que hicieron los investigadores para lograr este sorprendente efecto fue dejarles correr.

Cuando los ratones corrían, se apreciaban elevaciones de BDNF, y con el tiempo un aumento del tamaño del hipocampo. Se observaba una mejor calidad de las mitocondrias neuronales, encargadas de producir energía. La mejoría no era solo estructural, sino también funcional. Los ratones deportistas mejoraban su rendimiento en distintas pruebas de memoria e inteligencia. Por el contrario, al limitar el movimiento de los ratones, el metabolismo energético en el cerebro empeoraba y la neurogénesis disminuía.

En humanos, los primeros estudios observacionales mostraban también una relación clara entre actividad física y capacidad cognitiva. Las personas activas superaban a las sedentarias en casi todos los aspectos medibles: memoria, razonamiento, atención y capacidad de resolver problemas. Estudios de seguimiento a largo plazo concluían que la forma física a los 40 años era un buen predictor del estado cognitivo a los 80.

Al estudiar el efecto concreto en el cerebro, se observan diferencias claras entre las personas activas y las sedentarias incluso desde edades tempranas. Un estudio en niños de 9 y 10 años mostró un tamaño del hipocampo un 10 % mayor en aquellos que estaban en mejor forma física y además se comprobó que rendían mejor en pruebas de memoria declarativa. Los estudios en adultos de distinta edad revelan que, a más actividad física, mayor tamaño cerebral. En otro estudio sobre una muestra de más de 2.000 sujetos se usaron acelerómetros para estimar con más precisión la actividad física diaria de los participantes y después se analizó su cerebro con resonancia magnética funcional. ¿Conclusión? Los que más caminaban tenían cerebros más grandes, y cada hora extra de movimiento al día se asociaba con un año menos de envejecimiento cerebral.

Incluso un poco de actividad física es mucho mejor que nada. Un estudio en adultos de edad avanzada señaló que el simple hecho de caminar entre 10 y 15 kilómetros a la semana se asociaba con más materia gris y menos riesgo de desarrollar alzhéimer.

Hasta ahora hemos revisado únicamente estudios observacionales, por lo que podríamos hacernos la pregunta de siempre: ¿el ejercicio potencia el cerebro o las personas con cerebros mayores son más propensas a ejercitarse? Aunque ambas direcciones pueden darse a la vez, estudios posteriores demuestran que la actividad física mejora sin lugar a dudas la función cognitiva.

Por ejemplo, un estudio de intervención separó a 120 adultos de edad avanzada en dos grupos a los que se sometió a diferentes ejercicios: uno realizó entrenamientos aeróbicos adaptados a su edad, 40 minutos de ejercicio tres veces a la semana; el otro, ejercicios básicos de estiramiento. Un año después, el grupo que realizaba actividad física más vigorosa aumentó el tamaño de su hipocampo un 2 %, además de mejorar en distintas pruebas cognitivas. ¿Y las personas del grupo que solo estiraba? Su hipocampo se siguió encogiendo a medida que envejecían. Esto confirma que la actividad física puede no solo ralentizar, sino en parte revertir el envejecimiento del cerebro. Se observó además que aquellos con mayor aumento del BDNF tuvieron más crecimiento del hipocampo y mayor mejoría en su memoria. Al entrenar se observan además mejoras relevantes en la corteza prefrontal, ligada con nuestra capacidad de planificación, toma de decisiones y otras funciones que tienden a degenerar con la edad.

Un estudio que practicó autopsias en casi 500 cerebros concluyó que, a igualdad de deterioro en sus tejidos, los que habían mantenido mayor nivel de actividad física habían manifestado menos síntomas. Este es precisamente el concepto de reserva cognitiva que introdujimos en los primeros capítulos, y el ejercicio es una de las estrategias que lo aumentan. Varios estudios muestran reducciones de hasta el 50 % en el riesgo de desarrollar demencia o alzhéimer en las personas más activas.

En resumen, el ejercicio puede acelerar el desarrollo del cerebro durante la juventud y prevenir su declive durante la vejez. Y no necesitas hacer esfuerzos sobrehumanos: según varios metanálisis, tres horas de actividad física a la semana son suficiente para revertir buena parte del daño cognitivo infligido por el sedentarismo.

Salud cardiovascular y salud mental

El cerebro requiere un gran suministro de oxígeno, y el ejercicio es el mejor mecanismo para elevarlo. La actividad física no solo mantiene el funcionamiento de las rutas existentes, sino que crea otras nuevas a través de un proceso denominado angiogénesis. No es de extrañar que se observe mayor vascularización cerebral en las personas que realizan más actividad física. Una mayor ramificación de los vasos sanguíneos implica más oxígeno y nutrientes para las neuronas, y por tanto mejor funcionamiento. El simple hecho de caminar con frecuencia, rompiendo largos períodos sentados, incrementa el flujo de sangre al cerebro.

La actividad física reduce además el riesgo de derrames cerebrales, causantes de severas secuelas en la función cognitiva o incluso la muerte. Hay dos tipos de derrames, isquémicos y hemorrágicos. Los isquémicos, los más frecuentes, se deben a una obstrucción arterial, mientras que los hemorrágicos se producen por la ruptura de una arteria en el cerebro o en su superficie. Uno de los principales factores de riesgo en ambos casos es la hipertensión, contra la que el ejercicio es especialmente efectiva.

Actividad física y depresión

La depresión odia el movimiento. Numerosos estudios observacionales confirman que las personas que realizan actividad física tienen menos riesgo de sufrir depresión que las sedentarias. Un estudio en más de un millón de personas concluyó que realizar actividad física durante 45 minutos entre tres y cinco veces a la semana se asocia con un riesgo un 20 % menor de depresión. Incluso actividades ligeras como dar largos paseos o subir escaleras reducen claramente el riesgo.

Podríamos pensar que las personas con depresión tienen simplemente menos ganas de entrenar y que eso explicaría la relación. En parte es cierto, pero contamos con multitud de ensayos clínicos que confirman la efectividad de la actividad física no solo como prevención, sino también como tratamiento de la depresión. De hecho, en muchos casos el efecto es mayor y más duradero que el logrado con fármacos antidepresivos.

Y los beneficios, una vez más, se obtienen por distintas vías. Para empezar, el ejercicio es un potente activador del BDNF. Moverse por entornos complejos y peligrosos requería un cerebro activo y alerta, y probablemente el BDNF era la forma en la que nuestro cuerpo producía este efecto.

El ejercicio potencia además la entrada de triptófano en el cerebro y su conversión posterior a serotonina, un neurotransmisor determinante en el estado de ánimo. De hecho, algunos antidepresivos (los llamados inhibidores selectivos de la recaptación de serotonina) funcionan evitando que las neuronas recapten la serotonina liberada, prolongando así su efecto en el cerebro. Y como veremos en el siguiente capítulo, esta serotonina es a su vez precursora de la melatonina, otra vía más que mitigaría la depresión.

Por último, el ejercicio físico estimula la producción de opioides endógenos como las endorfinas. Estos placenteros compuestos eran la forma en la que nuestro cerebro recompensaba a nuestros ancestros por el esfuerzo físico necesario para cazar o recolectar. Hoy denominamos a este efecto «la euforia del corredor» y parece efectivo contra la depresión. El cerebro es nuestra farmacia interior, y el ejercicio es la mejor manera de lograr que produzca los químicos que necesita.

Un metanálisis reciente que sintetizó los resultados de once estudios de intervención en casi 500 sujetos con depresión concluyó que entre tres y cinco sesiones semanales de entrenamiento de 45 minutos reducían de manera efectiva los síntomas de depresión en gran parte de los participantes.

Si añadir actividad física reduce la depresión en una persona sedentaria, ¿podemos inducir depresión en una persona deportista al limitar su actividad física? Parece que sí. En un estudio con jóvenes de vida activa se les pidió que dejaran de entrenar y realizaran un máximo de 5.000 pasos diarios. En solo una semana, buena parte de los participantes experimentaron síntomas de ansiedad. Moverse es la mejor manera de escapar de esta enfermedad.

Impacto psicológico del ejercicio

La depresión es un trastorno multifactorial en el que influyen elementos biológicos, psicológicos y sociales. Ya hemos visto cómo el ejercicio reduce la depresión modulando nuestra biología, pero debemos considerar además su efecto en nuestra psicología.

El entrenamiento mejora, por ejemplo, el llamado «autoconcepto», o la imagen que tenemos de nosotros mismos. El ejercicio ofrece un propósito concreto y la posibilidad de mejora constante. Sentir que progresas eleva la autoestima y la autoeficacia, definida como la confianza en las capacidades de uno mismo para lograr sus objetivos. Lo que hace unas semanas nos fatigaba hoy apenas nos supone esfuerzo. Cada día corremos más lejos y levantamos más peso. El estancamiento y la falta de control elevan la depresión, y el ejercicio es un buen antídoto contra ambos, al menos en un ámbito de nuestra vida.

Las actividades grupales fomentan además la interacción con los demás, y la falta de conexión social es un factor adicional que contribuye a la depresión. Los problemas se ven distinto después de sudar con amigos.

Por último, fortalecerse ante el estrés que supone el ejercicio nos hace más resistentes a los estresores emocionales que sufrimos con frecuencia. Un estudio sometió a sus participantes a distintos tipos de estrés psicosocial, evaluando su respuesta a través de variables como el nivel de cortisol, frecuencia cardíaca o estado de ánimo. Los investigadores comprobaron que los que realizaban ejercicio con frecuencia mostraron una respuesta de estrés más moderada. En resumen, el ejercicio protege nuestra mente contra el estrés.

Ejercicio como parte del tratamiento

El ejercicio es un potente antídoto contra la depresión, pero no es una bala mágica. Para tratar una enfermedad multifactorial debemos usar un enfoque multifactorial.

No es fácil para la población general empezar a entrenar, y menos todavía para alguien atrapado en la profunda oscuridad de la depresión o la ansiedad. Tanto fármacos como terapias psicológicas pueden aliviar los síntomas de la depresión lo suficiente como para facilitar el inicio de la actividad física, ayudando a dar ese difícil primer paso. Si lo necesitas, pide ayuda.

TIPOS DE ACTIVIDAD FÍSICA

Nuestro cerebro se beneficia de cualquier tipo de actividad física, pero, como regla general, espera variedad. Cuanto más ricos sean tus patrones de movimiento, más conexiones sinápticas formará tu cerebro. Pero si hubiera algún tipo de actividad que deba destacar sobre las demás, sería sin duda caminar.

Algunos expertos opinan que no recordamos nada de nuestra vida como bebés porque nuestro hipocampo no está todavía formado, y que es precisamente al lanzarnos a caminar cuando empieza a madurar. Entre los 3 y los 6 años el hipocampo se beneficia de la incesante exploración física, forjando así los primeros recuerdos de nuestra vida. Pero, como siempre, lo que no usas lo pierdes.

Un estudio que intentaba cuantificar la relación entre caminar y la sensación de bienestar mental observó un declive claro por debajo de 5.500 pasos diarios. Obviamente es un valor promedio, pero el mensaje general es que caminar más potencia tu salud mental. Y no es de extrañar, considerando que hasta hace unas pocas décadas caminar ha sido nuestro medio de transporte principal.

Cada paso que das envía ondas de presión a través de las arterias, elevando el oxígeno cerebral. Un estudio en personas de más de 70 años concluyó que los que caminaban al menos una milla al día (1,61 kilómetros) reducían a la mitad el riesgo de desarrollar una enfermedad neurodegenerativa.

Caminar es, por tanto, una actividad esencial, pero no es suficiente. La producción de BDNF es proporcional a la intensidad del entrenamiento, por lo que debemos incluir actividades que nos supongan más esfuerzo. Un metanálisis que evaluó el impacto en el cerebro de distintas modalidades de entrenamiento con intensidades de entre el 50 y el 90 % de la frecuencia cardíaca máxima concluyó que las mayores mejoras en neuroplasticidad se producen con entrenamientos por intervalos de alta intensidad y sesiones aeróbicas vigorosas pero no demasiado largas.

Por otra parte, estudios recientes indican que distintas intensidades afectan a distintas zonas cerebrales, de ahí la importancia de explorar todo el rango de intensidad. Hagamos un repaso rápido de las principales actividades físicas.

Entrenamiento aeróbico

Muchos de los estudios referenciados en las secciones anteriores se basaron en distintos tipos de ejercicio aeróbico, por lo que su beneficio sobre el cerebro es claro. Esto no quiere decir que sea mejor que otras modalidades, pero sin duda es el que más se ha estudiado.

Además de intentar caminar lo suficiente a baja intensidad, incluir dos sesiones de ejercicio aeróbico a la semana mejorará tu salud cerebral. No necesitas realizar grandes esfuerzos, y de hecho puede ser contraproducente a partir de cierto punto. La actividad física extenuante, sin la recuperación adecuada, eleva por ejemplo el cortisol, que inhibe la neuroplasticidad. Un estudio reciente publicado en la revista *Current Biology* demostró que entrenamientos aeróbicos extenuantes reducen la actividad de la corteza prefrontal y perjudican el razonamiento lógico en varios test cognitivos, además de desarrollar comportamientos más impulsivos.

¿Cardio en ayunas?

El ayuno y el ejercicio se solapan en algunos de sus beneficios, y al combinarlos logramos un efecto sinérgico. Entrenar con bajo glucógeno muscular potencia la formación de nuevas mitocondrias y activa en mayor medida la llamada AMPK, un complejo enzimático que actúa a modo de sensor de nuestro estado energético. Una de las funciones de esta AMPK es regular la autofagia, que, como ya sabes, es un importante neuroprotector.

Dicho esto, no recomiendo entrenar siempre con las reservas de glucógeno bajas, ya que podría mermar el rendimiento y reducir otras adaptaciones interesantes del entrenamiento (como la síntesis de proteína). Nuestros ancestros cazaban muchas veces con el estómago vacío, pero también se movían a menudo con las reservas algo más llenas.

Entrenamiento de fuerza

Durante décadas, las investigaciones sobre el impacto del ejercicio en el cerebro se centraron en el entrenamiento aeróbico. Por un lado, es más fácil de investigar. Es sencillo hacer que un ratón corra en su rueda, pero es complicado simular un entrenamiento de pesas. Por otro lado, muchos científicos asumían que el entrenamiento de fuerza solo mejoraba la estética, y que el músculo no jugaba un papel relevante en la salud general. Estaban equivocados.

Hoy conocemos los múltiples beneficios que el trabajo de fuerza aporta al cerebro, y este es otro aspecto donde Ramón y Cajal se adelantó a su tiempo. En una época donde apenas se entendía el concepto de entrenamiento, él se obsesionó por mejorar su fuerza hasta el punto de practicar culturismo. De aquella se consideraba un deporte extraño, e impropio de un científico respetado. Mucho antes de los primeros estudios serios, él ya asumía que un cerebro saludable requería un cuerpo en forma, y se autodefinía de la siguiente manera:

> Ancho de espaldas, con pectorales monstruosos, mi circunferencia torácica excedía de los 112 centímetros, y al andar mostraba esa inelegancia y contorneo rítmico característico de los forzudos o Hércules de Feria.

La ciencia le da hoy la razón. Distintos estudios en personas jóvenes prueban la correlación entre la cantidad de masa muscular y el tamaño de la materia cerebral. En personas de la tercera edad se observa también una relación directa entre la fuerza de sus músculos y el rendimiento de su cerebro.

Los estudios de intervención en adultos de edad avanzada muestran beneficios claros a partir de tan solo dos sesiones de fuerza a la semana. Mantener un buen nivel de masa muscular no solo previene el declive físico, sino también el cognitivo. Un estudio en mujeres de más de 65 años comparó el efecto mental de entrenar fuerza dos veces a la semana respecto a realizar ejercicios de flexibilidad y tonificación. En seis meses, las que entrenaban fuerza mejoraron significativamente más su plasticidad cerebral, su memoria asociativa y su capacidad de atención. Su puntuación en una prueba específica que evalúa atención y tiempo de reacción (test de Stroop) aumentó más de un 10 % de media. En cambio, la puntuación en este mismo test se redujo un 0,5 % en las mujeres que solo realizaban movimientos suaves de flexibilidad y tonificación. Otro estudio en hombres y mujeres de más de 55 años con síntomas leves de demencia demostró que, con dos o tres sesiones de entrenamiento de fuerza semanales, el resultado en varias pruebas cognitivas mejoraba y que la mejora era proporcional a la ganancia de fuerza durante los seis meses del estudio.

Siguiendo con el efecto en la depresión, un metanálisis de más de treinta ensayos clínicos en casi 2.000 participantes concluye que el entrenamiento de fuerza es también efectivo para mitigar los síntomas de la depresión y la ansiedad.

Debemos entender que el músculo es mucho más que un simple tejido contráctil. Funciona también como un complejo órgano endocrino, capaz de segregar multitud de compuestos denominados mioquinas. Algunas de estas mioquinas cruzan la barrera hematoencefálica, modulando nuestro estado mental. Otras reducen, por ejemplo, la inflamación, uno de los factores que contribuyen a la depresión. Por último, el entrenamiento de fuerza mejora la captación de glucosa por parte del tejido muscular, mejorando la sensibilidad a la insulina.

En resumen, aplicar tensión a los músculos no solo previene la pérdida muscular y ósea asociada a la edad, sino que potencia el rendimiento mental. Por otro lado, entrenar fuerza no requiere imitar a Ramón y Cajal. No hay que convertirse en culturista ni pasar dos horas levantando hierro cada día. Buscamos simplemente estimular toda la musculatura de nuestro cuerpo, usando patrones de movimientos completos. Los movimientos corporales tradicionales, como sentadillas, dominadas o flexiones, representan un buen estímulo para nuestros músculos y no requieren mucho equipamiento. Programas como «Desencadenado» o «Efecto Kettlebell», que puedes encontrar en <fitnessrevolucionario.com/programas>, son suficientes para trabajar tu musculatura y potenciar a la vez tu cerebro.

Intervalos de alta intensidad

Las recomendaciones clásicas de actividad física no solo prestaban poca atención al trabajo de fuerza, sino que ignoraban por completo los entrenamientos de alta intensidad. A finales de los años noventa esto empezó a cambiar, gracias a los experimentos del doctor Izumi Tabata en su laboratorio de Japón. El equipo del doctor Tabata estudiaba el efecto de intercalar períodos breves de máxima intensidad con períodos también breves de descanso. Sus espectaculares resultados causaron gran revuelo en el mundo del fitness. Al elevar la intensidad, lograban en pocos minutos una mejoría aeróbica y una pérdida de grasa similar a la que ofrecían hasta entonces entrenamientos aeróbicos mucho más largos.

Uno de los protocolos más estudiados consistía en ocho rondas de 20 segundos de trabajo y 10 segundos de descanso, requiriendo un total de 4 minutos. Este protocolo resultó tan efectivo que se popularizó en multitud de programas de entrenamiento, y es conocido hoy con el nombre de su inventor: Tabata.

De manera más general, este enfoque se denomina *intervalos de entrenamiento de alta intensidad*, o HIIT por sus siglas en inglés (*High Intensity Interval Training*), y contamos con evidencia de calidad que confirma su gran efectividad y su bajo riesgo, si se progresa de manera gradual. Aunque las investigaciones se centraron inicialmente en las adaptaciones musculares y metabólicas que produce el HIIT, nuevos estudios exploran el efecto de este tipo de entrenamiento en el cerebro. Un experimento reciente comparó la producción de BDNF con entrenamiento aeróbico tradicional (65-85 % del

VO_2max) respecto a una sesión HIIT de intervalos de *esprints* a máxima velocidad. La conclusión fue que los períodos de máxima intensidad generaron una producción total de BDNF superior al ejercicio aeróbico clásico, en mucho menos tiempo. Un estudio en sujetos que mostraban los primeros síntomas de párkinson comparó el efecto de entrenamientos HIIT (en cinta de correr) con entrenamientos puramente aeróbicos, y el resultado fue una reducción mayor de los síntomas con el protocolo de alta intensidad.

Este tipo de entrenamiento eleva además la producción de lactato. Durante mucho tiempo se pensó que el lactato era un simple desecho metabólico, un mal necesario que acompañaba a la producción de energía a partir del glucógeno. Y dado que la fatiga aumentaba al elevarse el lactato en sangre, se creía que este lactato era el causante. Si cuando hay fuego ves siempre a los bomberos, podrías confundirlos con pirómanos. Hoy, sin embargo, sabemos que el lactato es una fuente energética más, además de una importante molécula señalizadora: tus músculos no producen lactato para castigarte, sino para ayudarte. En este sentido, investigaciones recientes demuestran que el lactato no solo puede ser utilizado por el cerebro como energía, sino que podría tener también un papel neuroprotector.

No olvidemos que nuestros ancestros se ejercitaban con frecuencia a máxima intensidad, persiguiendo una presa o evitando que un depredador les convirtiera en su cena. Aunque no es recomendable abusar de la máxima intensidad, sí es importante incluir, por ejemplo, una sesión semanal donde alternes esfuerzos máximos con períodos de descanso.

MOVIMIENTO Y APRENDIZAJE

Para tu cerebro, lo físico y lo cognitivo siempre han estado unidos. El cerebro evolucionó para ejecutar patrones motores después de tomar decisiones. Hoy, sin embargo, el proceso educativo está totalmente desconectado de nuestro cuerpo físico. Se entiende la educación como un proceso pasivo de absorción de información, donde el cuerpo es un mero soporte para el cerebro. En los colegios se acorta el recreo para dedicar más tiempo a lo académico. Más horas aprendiendo física o lengua, pero menos tiempo fortaleciendo todos los cálculos matemáticos que implica el movimiento. Y sin embargo, cada vez más estudios indican que lo físico potencia lo cognitivo.

Múltiples ensayos observan mejor rendimiento académico en los estudiantes que realizan actividad física. Contamos además con numerosos estudios de intervención. Uno de ellos dividió a cientos de personas sedentarias en cuatro grupos. El grupo de control siguió con su vida sedentaria, y a los otros tres grupos se les expuso respectivamente a tres niveles de actividad física moderada a la semana: 75 minutos, 150 minutos y 225 minutos. Al principio del estudio, todos los participantes realizaron dieciséis test cognitivos, que repitieron al final del experimento. El resultado fue claro. En pocas semanas, todos los que empezaron a hacer ejercicio mejoraron su rendimiento cognitivo, incluso los que se limitaron a tan solo 75 minutos a la semana, o poco más de 10 minutos al día. Y la mejora cognitiva fue en general proporcional a su mejora física.

Varios estudios compararon también la capacidad de

aprender vocabulario de un segundo idioma, y en todos se demostró que el movimiento mejora la memoria. En uno de ellos realizaron la misma sesión de aprendizaje clásica, con los participantes sentados en su escritorio, pero después de tres condiciones distintas: un grupo hizo antes entrenamiento aeróbico suave; otro, ejercicio de alta intensidad, y el tercer grupo simplemente permaneció sentado. El grupo que más palabras memorizó fue el que realizó actividad de alta intensidad, seguido por el grupo de actividad ligera y, por último, el que había estado sentado durante las horas previas a la sesión de aprendizaje. Los investigadores observaron que, como ya hemos visto, la actividad de más intensidad producía mayor liberación de BDNF, lo que podría explicar en parte la diferencia. Otro estudio alteró únicamente la sesión de aprendizaje, haciendo que un grupo intentase recordar las palabras permaneciendo sentado y el otro pedaleando en una bicicleta estática. Una vez más, el grupo que estudiaba mientras pedaleaba recordó más palabras.

Desde un punto de vista evolutivo, esto tiene sentido. Nuestro cerebro aprendía casi siempre en movimiento, y los colegios son un invento moderno. Si quieres recordar más, intenta programar tus sesiones de estudio después de entrenar, o intercalar breves bloques de movimiento a lo largo de tu jornada. Otra opción interesante es grabar aquello que quieres aprender y escucharlo mientras paseas.

¿Cómo hace cálculos tu cerebro?

Cuando decimos que el cerebro realiza cálculos complejos para interactuar con su entorno no nos referimos necesariamente a que utilice la mecánica newtoniana.

Si tienes que interceptar una pelota en movimiento, tu cerebro no necesita conocer su velocidad o la atracción de la gravedad para estimar dónde aterrizará. Utiliza un heurístico mucho más sencillo: moverse a la velocidad y en la dirección adecuadas para mantener fijo el ángulo de tu mirada.

Y sin embargo, algo tan sencillo para nuestro cerebro sigue siendo tremendamente complejo de imitar para la inteligencia artificial.

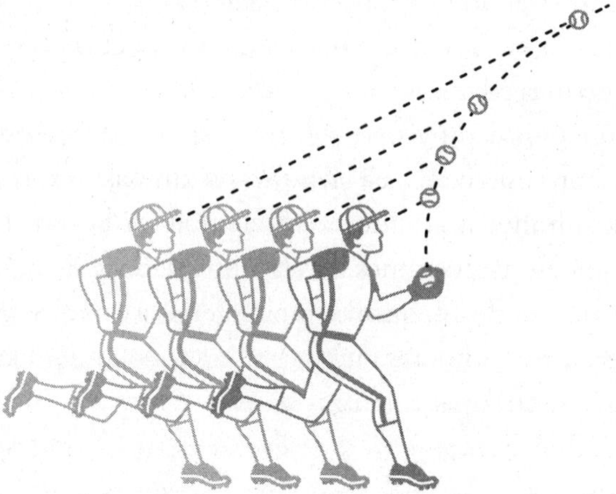

ENTORNOS ENRIQUECIDOS

Tu cerebro se beneficia de cualquier actividad física, pero no podemos separar el movimiento de su contexto. Para tu cerebro no es lo mismo correr en una cinta del gimnasio mientras ves la televisión que hacerlo por el bosque sin ninguna distracción.

Pensemos en las actividades diarias de nuestros ancestros. Su vida no transcurría en una oficina elaborando informes financieros ni programando algoritmos informáticos. Sus trabajos combinaban planificación cognitiva con ejecución motora. Debían recordar los mejores sitios para cazar o recolectar según la temporada y las condiciones climáticas. Debían ser capaces de orientarse para llegar a cada lugar y después regresar, sorteando desniveles y evitando peligros. Debían además coordinarse con los demás, y cambiar los planes según dictase la realidad. Todas estas funciones requerían una conexión constante entre el hipocampo y la corteza prefrontal, trabajando de manera coordinada con el resto de la red neuronal.

Comparemos esto con el ejercicio en un gimnasio convencional. Nos subimos a la cinta y apretamos un botón. Las únicas decisiones que tomamos son la velocidad y el canal de televisión. Corremos en una cinta totalmente lisa, sin obstáculos que sortear, sin ni siquiera tener que girar. Después hacemos una rutina de máquinas, muchas veces sentados y con los pesos perfectamente equilibrados. De esta manera nuestro cerebro ni siquiera debe coordinar los músculos ni mantener el equilibrio. Esto es precisamente lo que llamamos un «entorno empobrecido», y tu cerebro espera justo lo opuesto.

Lo contrario de un entorno empobrecido es el denominado «entorno enriquecido», un término acuñado originalmente por Donald Hebb en los años cuarenta. Al comparar el rendimiento mental de las ratas de laboratorio, cuyo mundo se limitaba a una jaula, con las ratas que criaba en libertad en su casa, Hebb comprobó que estas últimas superaban a las anteriores en cualquier desafío cognitivo, incluso si las ratas de laboratorio se mantenían activas corriendo en sus ruedas.

Estudios recientes en roedores confirman estas observaciones. Un estudio separó a ratones genéticamente idénticos en tres grupos y los expuso a distintos estímulos. Un grupo era el de control, y simplemente llevaba una vida cómoda y sedentaria. Otro grupo corría en una aburrida rueda, pero al menos se movía. El último grupo realizó la misma cantidad de actividad física total, pero en un entorno con más opciones y variabilidad. Tenían juguetes, rampas y distintos obstáculos que superar. Como era de esperar, los cerebros de los ratones sedentarios no mejoraron. Los de los ratones que corrían en su rueda vieron una clara mejoría, pero fueron superados ampliamente por los ratones con jaulas más divertidas. Los investigadores concluyeron que el beneficio de la actividad física no depende solo del esfuerzo, sino también del contexto. La misma cantidad de ejercicio en un entorno más rico aumenta la neurogénesis y la reserva cognitiva.

Aunque es mucho más complicado realizar este tipo de investigaciones en humanos, se están desarrollando los primeros ensayos. Un estudio en personas de avanzada edad evaluó sus resultados en un test de creatividad tras realizar la misma cantidad de actividad física en dos entornos distintos: un grupo caminaba libremente por un bosque y el otro daba vueltas a un rectángulo. A pesar de igualar el volumen de actividad, los que caminaron por el bosque lograron mejores resultados. Aunque puede haber muchos factores involucrados, el simple hecho de desplazarse por caminos irregulares implica tomar multitud de decisiones sobre dónde apoyar cada pie y cómo sortear posibles obstáculos. Movimientos complejos demandan pensamientos complejos, lo que potencia la creatividad.

Durante la infancia, un entorno enriquecido debe incluir un poco de riesgo. Nuestros ancestros llevaban vidas mucho más duras y peligrosas que las nuestras, y cada generación intentaba dejar a su descendencia un mundo algo mejor. Este instinto de protección mejoró gradualmente la calidad de vida de los más pequeños reduciendo riesgos y accidentes. Pero más protección no siempre es mejor. Cierto nivel de riesgo durante el juego es un componente necesario para el desarrollo motor. Más allá del beneficio asociado a la actividad física, la exposición a un riesgo controlado (por ejemplo, escalar un árbol) aumenta la autoconfianza de los más pequeños, elevando su sentimiento de competencia y bienestar psicológico. Por el contrario, aislarlos de cualquier peligro aumenta las fobias y la ansiedad. Una de las misiones principales del cerebro es evaluar y gestionar riesgos. En su ausencia, esa capacidad se atrofia. Conscientes de esto, muchas ciudades están reemplazando las típicas zonas de juego libres de riesgo por espacios en apariencia más peligrosos. Incluyen zonas para escalar, herramientas dispersas por el suelo, ruedas, e incluso algún tipo de fuego. Una revisión reciente concluyó que los niños aumentan su nivel de actividad física en estos entornos y, paradójicamente, sufren menos accidentes graves. Al usar el juego para mejorar su gestión del riesgo tienen menos probabilidad de lesionarse en otros ámbitos de su vida.

¿Cómo podemos aplicar este concepto de enriquecimiento a nuestros entrenamientos? Para empezar, aprende a controlar tu propio cuerpo. Muchas personas llevan años yendo al gimnasio pero son incapaces de realizar patrones de movimiento básicos. No han desarrollado equilibrio ni coordinación, no saben saltar ni escalar. Una vez logres un mínimo control sobre tu cuerpo, debes aprender a manejar objetos externos. Me gustan las *kettlebells* porque ofrecen muchas opciones de movimiento, lo que permite patrones más complejos que las típicas mancuernas. Algo tan sencillo como saltar a la comba es un gran complemento, al requerir coordinación y precisión. Siempre que puedas, entrena fuera, en entornos más ricos y variados. El simple hecho de caminar por la naturaleza obliga a tu cerebro a realizar muchos más ajustes a tu movimiento que si caminas por una acera plana. Un buen reflejo de un entorno enriquecido, con algo de riesgo, serían las carreras de obstáculos. Generalmente discurren por la naturaleza e implican sortear multitud de obstáculos distintos, cruzando ríos, saltando a fosos con barro y escalando. Su creciente popularidad es un indicio de que nuestro cerebro espera un poco de adversidad.

El cerebro permanece activo toda la noche contando historias mientras dormimos. A estas historias las llamamos sueños.

JONATHAN GOTTSCHALL

6

DEJA SOÑAR A TU CEREBRO

El sueño sigue siendo un gran misterio. Evolutivamente parece tener poco sentido. Mientras dormimos, no podemos cazar ni reproducirnos. Somos vulnerables a depredadores y a todo tipo de invasores. Y sin embargo, todos los animales duermen. O bien el sueño es el mayor error de la evolución o es tan importante que compensó con creces todos los riesgos que implicaba.

Evidentemente, la respuesta correcta es la segunda, y es la que dificulta a su vez explicar los beneficios del sueño. ¿Para qué dormimos? Para todo. Podemos sobrevivir mucho más tiempo sin comer que sin dormir. Todos los órganos de tu cuerpo empeoran su funcionamiento con la falta de sueño, y eso incluye, por supuesto, tu cerebro.

En un principio se pensaba que el cerebro dormía para descansar de su actividad diaria. Sin embargo, cuando la tecnología nos permitió indagar en nuestra actividad mental, comprendimos que, mientras dormimos, el cerebro hace de todo menos descansar. De hecho, tendría más sentido pensar que el cerebro detiene cada noche al cuerpo para realizar sus propias labores de mantenimiento. Una vez desconectado del mundo exterior, puede concentrar sus recursos en ordenar su interior.

¿QUÉ NOS HACE DORMIR?

Las ganas de dormir están reguladas por dos procesos separados pero relacionados: la acumulación de adenosina y los ritmos circadianos.

Cada momento que pasamos despiertos, nuestro cerebro produce adenosina como resultado de su trabajo. A medida que esta adenosina se eleva, nuestra somnolencia aumenta.

Por otro lado están los ritmos circadianos, dirigidos por nuestro reloj interno, situado en el cerebro. Este reloj permite coordinar la infinidad de procesos biológicos que ocurren en el cuerpo, y sigue un ciclo cercano a 24 horas, de ahí lo de «circadiano» (cerca de un día).

La siguiente imagen muestra cómo se relacionan ambos procesos. El proceso S (sueño) representa cómo aumentan las ganas de dormir a medida que se acumula adenosina en el cerebro. El proceso C (circadiano) oscila según un ciclo diario cercano a 24 horas. Cuando la onda sube (día), nuestro cuerpo aumenta la vigilia, y cuando baja (noche) nos anima a dormir.

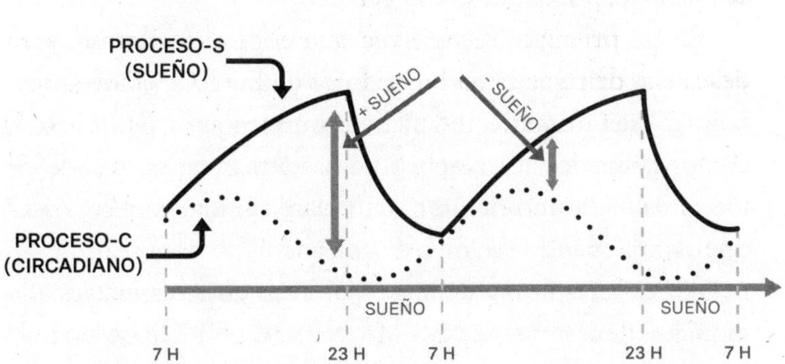

Los procesos S y C regulan el sueño. Cuando se separan aumenta el sueño, cuando se acercan se reduce.

Cuanto más se separen ambos procesos (S aumenta y C disminuye), más sueño tendremos. Cuanto más juntos estén, menos ganas de dormir.

Si alguna vez has pasado una noche sin dormir, seguramente el momento de mayor sueño haya sido en mitad de la noche, justo cuando más separados están estos procesos. Por la mañana, sin embargo, te sientes cansado, pero con más energía. El motivo es que, a pesar de que el proceso S ha seguido aumentando (más adenosina), el ritmo circadiano se ha elevado, reduciendo la distancia y proporcionando cierto alivio cognitivo.

EL CICLO DEL SUEÑO

El sueño no es un proceso uniforme, sino que está formado por varios ciclos que se repiten cada noche. Cada uno de estos ciclos tiene dos fases principales: una tranquila y otra más activa. La tranquila es la llamada NREM (No REM) y la activa la REM.

REM, del inglés *Rapid Eye Movement*, se refiere al movimiento ocular que tiene lugar durante esta fase, ya que nuestros ojos se mueven rápidamente de un lado a otro por debajo de los párpados. El cerebro pasa además de un estado de cierta calma a uno de gran actividad, similar al que experimentamos cuando estamos despiertos.

A su vez, la fase NREM se divide en cuatro subfases adicionales, denominadas NREM1, NREM2, NREM3 y, no te lo vas a creer, NREM4. A medida que avanzamos a lo largo de las fases, nos despegamos más de la realidad, y nos despertaremos con más dificultad. Las fases NREM1 y NREM2 se consideran de sueño ligero, mientras que la NREM3 y la NREM4 representan un sueño profundo.

Aunque podemos soñar en cualquier fase, es durante la REM que nos adentramos con más profundidad en el reino de los sueños. Nuestro cerebro sigue activo pero nuestro cuerpo se paraliza, evitando así que actuemos sobre lo que soñamos. Una vez bloqueado el acceso de las neuronas motoras al sistema muscular, podemos soñar con tranquilidad.

Completar todas estas fases lleva unos 90 minutos, por eso tenemos varios ciclos cada noche. La duración de cada fase varía según el ciclo y el individuo, pero en general tenemos más sueño profundo en los primeros ciclos y más sueño REM en los últimos. Si nunca recuerdas lo que sueñas, es posible que estés durmiendo menos de la cuenta.

FALTA DE SUEÑO E IMPULSIVIDAD

Multitud de estudios confirman que el insomnio crónico reduce la neurogénesis y se asocia con hipocampos más pequeños. Y no son necesarios años de déficit de sueño para notar su terrible efecto. Una mala noche es suficiente para mermar tu capacidad mental. Al dormir mal, el cerebro revierte a patrones más primitivos de funcionamiento. Cuando sus recursos son limitados, los concentra en sus capas más antiguas, ligadas a la supervivencia inmediata. Se reduce por tanto la capacidad de nuestra corteza prefrontal, responsable principal de planificar, razonar y regular nuestra impulsividad.

Los estudios confirman, por ejemplo, que dormir mal reduce nuestra capacidad de resistir el deseo de alimentos ultraprocesados. El cerebro delega ahora más decisiones en su lado animal, más preocupado por obtener gratificación en el presente que por las consecuencias futuras de sus acciones.

Es un ejemplo más de la estrecha relación entre nuestro estado fisiológico y nuestro poder psicológico. Eso que llamamos fuerza de voluntad depende, en gran medida, de variables fisiológicas ligadas a nuestro estilo de vida.

SUEÑO Y RENDIMIENTO COGNITIVO

Los bebés pasan gran parte de su tiempo durmiendo, precisamente cuando más rápido se está desarrollando su cerebro. De las 16 horas de media que duermen cada día, pasan la mitad en la fase REM. Los bebés prematuros, que nacen con un cerebro menos desarrollado, duermen incluso más, y el 80 % de su sueño es REM. Varios estudios asocian problemas en el sueño durante los primeros meses de vida con menor rendimiento cognitivo al crecer.

El sueño no es solo importante en el desarrollo neuronal de la infancia, sino a lo largo de toda nuestra vida. Distintos estudios confirman que el déficit de sueño perjudica a la memoria más de lo que creemos. Por ejemplo, en un experimento no solo analizaban el impacto de la privación de sueño en una prueba de memoria, sino que preguntaban además a los participantes cuánto creían que les había afectado. En la mayoría de los casos el impacto real era mucho mayor que el percibido. Es decir, después de dormir mal tenderás a sobreestimar tu capacidad real.

Un estudio en 364 universitarios evaluó las horas de sueño antes de los exámenes y concluyó que más horas de descanso la noche previa a los exámenes se asociaba con mejores calificaciones posteriores. Este estudio inicial se basó en cuestionarios, que muchas veces no son especialmente fiables. Para validar este efecto, otro estudio replicó el experimento, utilizando ahora pulseras que monitorizan el sueño. Los datos recopilados fueron por tanto mucho más fiables, pero las conclusiones resultaron similares: aquellos que dormían mejor y con horarios más regulares las semanas previas a los exámenes obtuvieron mejores calificaciones. De todos los factores evaluados, la calidad del sueño explicaba el 25 % de las diferencias académicas observadas entre los participantes. Conclusión: dormir bien las noches previas a un examen te beneficiará más que estudiar hasta las tantas de la madrugada. Mientras permanecemos despiertos somos bombardeados con infinidad de estímulos diversos, y es precisamente al dormir que nuestro cerebro ordena esta información y consolida recuerdos en la memoria a largo plazo. Por otro lado, durante el sueño se eliminan muchas conexiones sinápticas innecesarias, mejorando su eficiencia. En pocas palabras, dormir nos ayuda a recordar lo importante y a olvidar lo irrelevante.

Esto se aplica también a nuestra memoria procedimental, encargada de nuestras habilidades motoras. Si quieres aprender un baile nuevo o una técnica de ejercicio nueva, la debes practicar primero, por supuesto, pero después debes dar a tu cerebro suficiente tiempo de sueño. De esta manera integrará los movimientos nuevos en su cableado neuronal.

Como hemos visto, dormir mal nos hace cometer más errores en cualquier actividad, pero unos errores tienen consecuencias más graves que otros. En la sociedad moderna, los accidentes de tráfico suponen la segunda causa de mortalidad externa, después de los suicidios.

Tras 18 horas despierto, por ejemplo, cuando conduces a casa después de una guardia, tu velocidad de reacción y tu capacidad de atención son similares a las de alguien que supera el límite permitido de alcohol (0,5 gramos por litro). La falta de sueño perjudica a tu cerebro tanto como el alcohol. Y al menos los borrachos reaccionan a los estímulos externos, aunque sea despacio, pero la falta de descanso puede derivar en microsueños, donde perdemos la consciencia durante un breve tiempo. A 100 kilómetros por hora puedes recorrer 60 metros en un par de segundos, y si lo haces durmiendo es probable que ese sueño sea eterno.

Además del descanso nocturno, sin duda el más valioso, puedes también incorporar siestas estratégicas para potenciar tu rendimiento cognitivo.

EL PODER DE LA SIESTA

Hasta hace poco, dormir estaba mal visto en el mundo corporativo. Se percibía casi como una debilidad entre emprendedores y presidentes de multinacionales. El sueño se veía como un impedimento de lo realmente importante: el trabajo.

Sin embargo, estudios recientes demuestran que pocas cosas restan más productividad que dormir mal. Según un informe de la organización RAND, la falta de sueño cuesta a las principales economías mundiales casi un 2 % de su PIB (Producto Interior Bruto). Realizar un trabajo intelectual con déficit de sueño sería el equivalente a intentar cortar un árbol con un hacha oxidada: mucho esfuerzo y poco progreso. En estos casos, dormir un rato es la mejor forma de afilar el hacha mental, cortando así el árbol con más facilidad.

Conocedoras de esto, grandes organizaciones como la NASA, Google, Nike o Samsung promueven las siestas entre su plantilla. Están dispuestas a pagar a sus trabajadores por dormir, porque saben que los empleados cansados son menos productivos y más peligrosos.

Las investigaciones intentan además encontrar la duración y el momento ideal de estos pequeños descansos, surgiendo así el concepto de *Power Nap* o «siesta de poder». Las siestas más efectivas son cortas, de entre veinte y cuarenta minutos. Esto permite transitar por las fases de sueño ligero sin llegar a entrar en las de sueño profundo. Si la siesta se alarga y entras en sueño profundo creas más inercia de sueño y probablemente te levantarás más somnoliento.

Estudios iniciales de la NASA mostraban que las siestas cortas mejoraban en más de un 30 % el estado de alerta y el rendimiento cognitivo de pilotos, factores ambos que reducen en gran medida el riesgo de accidente.

Varios estudios recientes evaluaron además el efecto de la siesta en el aprendizaje. En uno de ellos hacían memorizar una serie de palabras a dos grupos, que debían recordar unas horas después. Entre la sesión de aprendizaje y el momento de la evaluación, uno de los grupos durmió una siesta, y este fue el que obtuvo el mejor resultado.

Otro estudio comparaba el efecto de una siesta breve respecto a la ingesta de 200 miligramos de cafeína (el equivalente a dos expresos), también después de intentar memorizar una serie de palabras y acciones. Los investigadores concluyeron que el grupo que durmió la siesta recordó mejor las materias estudiadas que el grupo que tomó cafeína.

Es importante resaltar que la mejoría ofrecida por la siesta en estos estudios es especialmente notable en las personas con poco descanso nocturno. Si descansas suficiente cada noche, el efecto de la siesta será menor. La ciencia moderna confirma además la tradición popular: el momento ideal para echarse una siesta es el principio de la tarde.

Aparte de los ritmos circadianos, se ha estudiado el concepto de los ritmos ultradianos, para referirse a fluctuaciones biológicas que se producen múltiples veces al día. Los ciclos de sueño nocturno son ejemplos de estos ritmos ultradianos, y también las fluctuaciones de energía a lo largo del día. Parece que el rendimiento del cerebro se reduce después de la vigilia de la mañana, y se vuelve a elevar a media tarde. Se pensaba que este descenso energético era fruto del esfuerzo que hace el cuerpo para digerir, pero estudios recientes indican que esa disminución de la energía ocurre incluso sin comida.

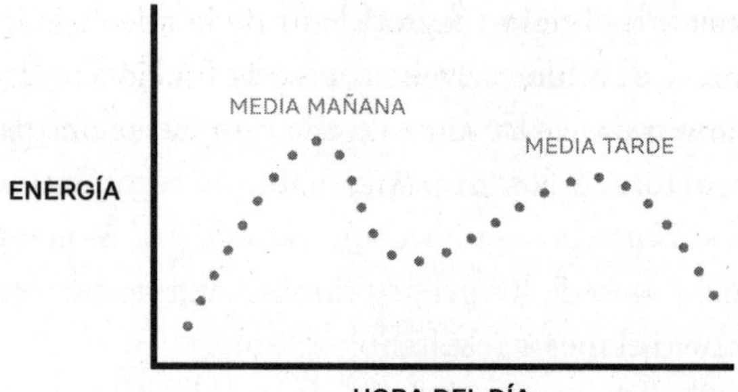

Los ritmos ultradianos nos predisponen a echar una cabezada al inicio de la tarde.

La siesta cafetera

Como vimos en un caso anterior, la siesta mejora el rendimiento más que el café, pero puedes obtener lo mejor de ambos gracias a la llamada «siesta cafetera». El protocolo es sencillo: toma un café y echa una siesta justo después.

Varios estudios evaluaron el rendimiento de nuestro cerebro tras esta siesta cafetera, usando desde simuladores de conducción hasta pruebas de memorización. La conclusión es que tomar un café antes de la siesta mejora el rendimiento en mayor medida que cualquiera de ellos por separado.

El motivo es que tu sistema digestivo tarda un tiempo en procesar la cafeína, haciendo que su efecto comience 20 o 30 minutos tras su ingesta, justo cuando te despiertas de la siesta. En ese tiempo tu cerebro habrá degradado parte de la adenosina que había acumulado, evitando que compita con la cafeína. La cafeína puede ahora unirse a los receptores liberados, estimulando el estado de alerta.

Dicho esto, recuerda que tanto la cafeína como la siesta tienen sus riesgos. Una siesta muy prolongada reducirá en exceso la presión de sueño (degradación de la adenosina) y mucha cafeína podría bloquear en exceso la función de esta adenosina. En ambos casos, el resultado podría ser un peor sueño nocturno, sin duda el más importante.

TU CEREBRO SACA LA BASURA POR LA NOCHE

El cerebro usa también el período de sueño para eliminar desechos metabólicos a través del llamado sistema glinfático.

El conocimiento de esta vía de limpieza es reciente, uno de los pocos descubrimientos de anatomía humana básica del siglo XXI. El sistema glinfático depende en gran medida de las células gliales y su función en el cerebro es similar a la del sistema linfático en el resto del cuerpo. De ahí el nombre de «sistema glinfático».

Aunque este sistema trabaja todo el día, multiplica su actividad por la noche, especialmente en las fases profundas de NREM. Durante esta fase del ciclo de sueño, las células del cerebro se reducen hasta un 60 %, permitiendo eliminar los residuos con más facilidad. Uno de los compuestos que este sistema elimina de nuestro cerebro es la placa amiloide, asociada con el desarrollo del alzhéimer. Se ha comprobado que el déficit de sueño eleva los niveles de esta proteína en pocos días, y estudios a largo plazo observan que el insomnio a mediana edad se asocia con mayores tasas de demencia al cabo de pocas décadas.

SUEÑO Y DEPRESIÓN

Muchos trastornos mentales empeoran el sueño, pero también ocurre lo opuesto: dormir mal contribuye a la enfermedad mental, y en muchos casos los síntomas remiten tras intervenciones que mejoran la calidad del sueño.

Centrándonos en la depresión, vemos también una clara asociación con el sueño. Un estudio de seguimiento en más de 1.000 sujetos sin depresión evaluó sus hábitos de descanso al inicio del experimento. Después de tres años, los que reportaron mayores problemas de insomnio tuvieron un riesgo cuatro veces mayor de sufrir depresión.

Las vías por las que el déficit de sueño eleva el riesgo de depresión son múltiples, pero una especialmente estudiada es el impacto que la falta de descanso tiene en la amígdala.

La amígdala reside en una de las partes más primitivas del cerebro, y una de sus funciones es alertar ante posibles amenazas. En condiciones normales, la corteza prefrontal es capaz de evaluar el entorno de manera racional y tranquilizar a la amígdala si no existe ningún peligro real. Pero como hemos visto con anterioridad, dormir mal resta energía a la corteza prefrontal, dando a la amígdala más poder sobre el cerebro. Algunos autores denominan a este efecto «secuestro de la amígdala», y sus consecuencias son peligrosas. Una amígdala hiperactiva interpreta como amenaza eventos insignificantes que nos ocurren a lo largo del día, irritándonos con más facilidad y dificultando el procesamiento de las emociones negativas.

Un estudio de Harvard evaluó la respuesta cerebral de estudiantes tras pasar 35 horas despiertos y la comparó con la de sus compañeros tras una buena noche de sueño. A ambos grupos les mostraron imágenes de distinto tipo, algunas neutras y otras potencialmente perturbadoras, como personas heridas o cuerpos mutilados. La evaluación reveló diferencias significantes en los patrones de actividad cerebral: la amígdala mostraba más conexión con las zonas emocionales del cerebro en los sujetos con déficit de sueño, mientras que en los sujetos descansados había mayor activación de la corteza prefrontal. Esto explicaría en gran medida la mejor respuesta a esas experiencias negativas.

Esta mayor activación de la amígdala parece generar otro efecto perverso, pues nos distancia socialmente del resto. La falta de sueño hace que percibamos peores intenciones en los actos de los demás y las señales que enviamos actúan como repelente social. Por el contrario, dormir bien nos hace apreciar más el contacto social, y otro estudio demuestra que evaluamos como más atractiva la cara de las personas que han dormido mejor la noche anterior.

Todos estos factores podrían explicar, en parte, el mayor riesgo de suicidio en personas con depresión. Obviamente multitud de factores nos pueden llevar a plantear poner fin a nuestra vida, pero la falta de sueño crea una peligrosa combinación: magnifica nuestras emociones negativas y nos hace más impulsivos. Por tanto, aumenta nuestros pensamientos suicidas y reduce nuestra capacidad de luchar contra ellos. En definitiva, una buena noche de sueño puede, literalmente, salvar nuestra vida. La evidencia científica es abrumadora, pero seguramente no necesites demasiados estudios para convencerte de lo que ya has experimentado muchas veces: los problemas reducen su tamaño mientras duermes. Lo que te preocupaba tanto al acostarte pierde parte de su importancia a la mañana siguiente. Dormir ejerce una especie de reseteo emocional que reduce la negatividad y mitiga la depresión.

Pero, como casi siempre, existen excepciones. Algunas investigaciones observaban que la depresión de algunas personas mejoraba al mantenerlas despiertas, y esto permitió seguir aprendiendo sobre las posibles causas de esta enfermedad.

Dejar de dormir para sincronizar el reloj

Como ya hemos dicho, el sueño está regido por dos factores: la acumulación de adenosina y los ritmos circadianos. Por este motivo, no importa simplemente el tiempo total que duermes, sino también cuándo lo haces. Las personas que trabajan a turnos tienen mayores tasas de depresión, incluso si duermen las mismas horas. La causa parece ser un desajuste entre los ritmos circadianos y el ciclo de vigilia-sueño.

En muchas personas con depresión se observan ritmos circadianos aplanados, con poca diferencia entre su fisiología nocturna y la diurna. La melatonina no se eleva al llegar la noche ni el cortisol hace su trabajo a primera hora. Forzar a estas personas a permanecer despiertas por la noche parece inducir una acumulación masiva de adenosina, que podría ayudar a resetear el ciclo circadiano. Varios estudios en pacientes con estas características demuestran que casi la mitad mejora su estado clínico tras una noche de privación total de sueño.

Evidentemente no es un tratamiento que pueda mantenerse en el tiempo, pero usado de manera puntual podría ayudar a corregir esta desregulación circadiana. Se puede complementar esta terapia con luz brillante durante la mañana, para potenciar así la sincronización de los ritmos circadianos. Algunos expertos proponen causas adicionales por las que mantenerse despierto podría reducir la depresión, como evitar consolidar ciertos recuerdos.

LUZ, OSCURIDAD Y SALUD MENTAL

Nuestro cerebro evolucionó en un planeta que gira sobre sí mismo cada 24 horas, alternando luz y oscuridad. Cada período ofrecía distintas oportunidades y amenazas, y nuestro cerebro desarrolló su propio reloj para coordinar en cada momento las acciones adecuadas. Por ejemplo, nuestra visión nocturna es pobre, por eso dormimos durante la noche. Cazar o recolectar en la oscuridad hubiera sido peligroso y poco productivo.

Al principio del día se eleva el cortisol, nuestro despertador natural, y también nuestra presión arterial. Poco a poco aumenta nuestra temperatura corporal, que alcanza su mayor nivel a media tarde. Al llegar la noche liberamos melatonina, la llamada hormona del sueño. El cortisol se reduce y también lo hace nuestra temperatura corporal, facilitando así el descanso.

Este complejo proceso es orquestado por nuestro cerebro, pero se mantiene en hora gracias a diversos estímulos externos. Entre ellos, prestamos una atención especial a los ciclos de luz y oscuridad. Por desgracia, el mundo moderno difumina la diferencia entre la noche y el día, desajustando nuestra biología. Pasamos gran parte del día en espacios interiores, sin acceso a la esencial luz natural. Por la noche seguimos bañados en luz artificial, mientras múltiples pantallas proyectan luz brillante en nuestros ojos. El resultado es una profunda disrupción circadiana, que impacta en nuestro descanso y nuestra salud mental.

Estudios en adolescentes indican que uno de los factores que más perjudica a su descanso nocturno es el uso de dispositivos digitales por la noche, y esto podría impactar de manera significativa en su rendimiento académico. Además, la melatonina es mucho más que una simple hormona que nos ayuda a dormir. Tiene efecto antioxidante y anticancerígeno, y nuevos estudios indican que inhibe también la producción de placa amiloide, lo que supondría un mecanismo adicional a través del cual el sueño nos protege de enfermedades como el alzhéimer.

La propia luz solar tiene un gran efecto en nuestra productividad y estado de ánimo. La luz natural era la señal ancestral que marcaba nuestro período de actividad, activando nuestro cerebro y manteniéndonos atentos. Ratas expuestas a la luz solar durante el día producen más BDNF y presentan hipocampos mayores que las ratas expuestas a luces artificiales de menor intensidad, además de mejorar su rendimiento en distintas pruebas cognitivas. En referencia a los humanos, los niños con grandes ventanales en sus clases rinden mejor que aquellos que están en clases poco iluminadas. Los trabajadores cuyos puestos están más cerca de ventanas reportan mayor bienestar y mejor descanso nocturno y duermen hasta 46 minutos más. Y no solo eso: también realizan más actividad física, ya que la luz promueve el movimiento.

Aunque lo ideal es aprovechar la luz solar, la luz artificial rica en espectro azul mejora también el rendimiento laboral. En hospitales, luces más intensas reducen los errores médicos. Ensayos controlados indican que una hora de exposición a luz azul produce mejoras en la atención equivalentes a una buena dosis de cafeína.

LUZ Y DEPRESIÓN

A lo largo de nuestra historia, los días cortos y oscuros se asociaban a inviernos duros. Evolutivamente tenía sentido desarrollar una ligera depresión porque ahorraba energía al inducir una especie de hibernación. Es lo que se conoce hoy como trastorno afectivo estacional, prevalente sobre todo durante el invierno. Aunque en cierto grado es normal, hoy magnificamos su efecto al recluirnos en espacios interiores.

La luz brillante impacta en el sistema dopaminérgico y aumenta la producción de serotonina, lo que nos hace sentir mejor y favorece el rendimiento cognitivo. En zonas (o períodos) con poco sol se logran buenos resultados con terapias lumínicas utilizando lámparas de luz brillante. Es importante aumentar la exposición lumínica durante la mañana, ya que la luz temprana es especialmente efectiva para reducir los síntomas depresivos. Los pacientes con trastorno bipolar se recuperan antes en habitaciones orientadas al este que reciben el sol de la mañana.

INSOMNIO Y PARANOIA, O EL JOVEN QUE NO DURMIÓ DURANTE 11 DÍAS

Los récords Guinness son conocidos por incluir hazañas temerarias, desde individuos que soportan grandes cargas con la lengua hasta los que rompen la barrera del sonido en caída libre desde la estratosfera. Y sin embargo, la organización Guinness World Records ya no acepta solicitudes para romper el récord actual de tiempo sin dormir: lo considera demasiado peligroso.

Este récord corresponde actualmente a Randy Gardner, que en 1964 permaneció despierto durante 11 días y 25 minutos. Su experiencia nos da una buena idea del efecto que la falta de sueño tiene en el cerebro. Durante los primeros días su rendimiento cognitivo sufrió un claro descenso, que dificultó incluso el desempeño de tareas básicas de memorización y función ejecutiva. En una prueba le pidieron que hiciera una cuenta regresiva en voz alta, de 100 a cero. Se detuvo en 65, y cuando le preguntaron el motivo, respondió simplemente que había olvidado lo que estaba haciendo. A medida que se acumulaban los días de vigilia, Randy empezó a reportar paranoias y alucinaciones. La falta de sueño lo sumergió en una especie de locura temporal, que por suerte desapareció tras finalizar su desafío y recuperar su sueño.

Un estudio reciente en casi 4.000 sujetos con insomnio encontró que, al aplicar terapias cognitivo-conductuales para mejorar el descanso, los síntomas de paranoia y las alucinaciones se redujeron en más de un 25 %, además de lograr una mejora similar en los niveles de depresión y ansiedad.

¿CUÁNTO SUEÑO NECESITA TU CEREBRO?

Como recomendación general, entre siete y ocho horas, aunque varía según cada individuo. Curiosamente, muchos estudios muestran una relación entre dormir más, por encima de nueve horas, y peor salud, aunque es probable que la causalidad vaya en dirección contraria: el cuerpo intenta dormir más para potenciar el sistema inmune y vencer la enfermedad. Es decir, las horas adicionales de sueño son probablemente la consecuencia de la enfermedad y no la causa.

Y lo mismo observamos si en vez de la mortalidad evaluamos el rendimiento mental. Según múltiples estudios, dormir más se asocia con mejores puntuaciones en distintos test cognitivos, pero con un límite. A partir de nueve horas de sueño la curva se da la vuelta: los que duermen diez horas muestran un rendimiento mental similar a los que duermen cinco.

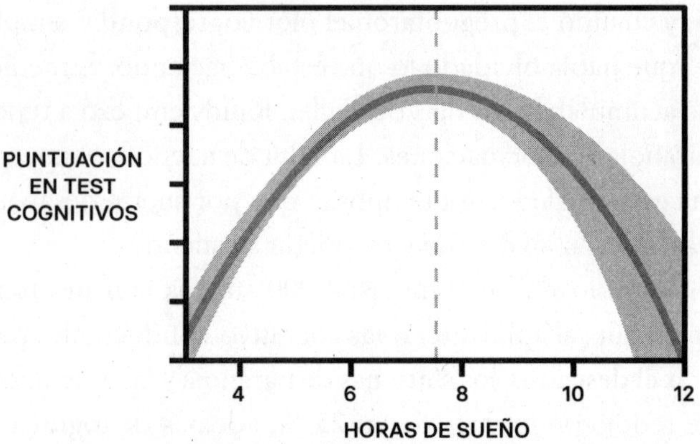

El mejor rendimiento cognitivo se observa entre los que duermen de siete a ocho horas cada noche.

Y esto encaja con las observaciones realizadas en distintas poblaciones ancestrales, que duermen también entre seis y ocho horas de media pero con variaciones estacionales, ya que duermen más en invierno que en verano.

Si necesitas más consejos para mejorar tu sueño, vete a <fitnessrevolucionario.com/sueno-y-descanso>.

Las neuronas crean ideas.
El estrés destruye neuronas.
El estrés no es una buena idea.

FREDERICK SAUNDERS

7

NO ESTRESES A TU CEREBRO

El término «estrés» se empezó a usar en ingeniería a mediados del siglo XIX, en relación con las fuerzas externas que soportaban los materiales: presión, frío, calor... En los años treinta del siglo XX, el médico Hans Seyle trasladó esta idea a la fisiología, y estudió la respuesta de los animales a distintos tipos de tensiones externas.

Los desafíos que enfrentaban nuestros ancestros eran casi siempre físicos e inmediatos, y a continuación veremos cómo respondía nuestro cerebro a ellos. Sin embargo, la mayoría de los estresores modernos son emocionales y duraderos, y no estamos bien preparados para lidiar con ellos. Entender y aplicar las lecciones de este capítulo te ayudará a minimizar el impacto negativo de estos estresores sobre tu cerebro.

LA FISIOLOGÍA DEL ESTRÉS

Nuestro sistema de respuesta al estrés ha sido calibrado a lo largo de millones de años para responder a las principales amenazas del entorno. Y en el mundo salvaje en el que evolucionamos, las amenazas eran casi siempre físicas y tenían un desenlace rápido.

El cerebro recibe información constante de los sentidos, y

lo primero que hace es identificar posibles peligros. Si la amígdala detecta alguna amenaza, lanza una señal de alarma, mucho antes de que la corteza prefrontal sepa lo que realmente pasa. El hipotálamo recibe esta alarma y empieza a coordinar la respuesta de emergencia, por ejemplo, ordenando a las glándulas suprarrenales que produzcan hormonas del estrés, como adrenalina y cortisol.

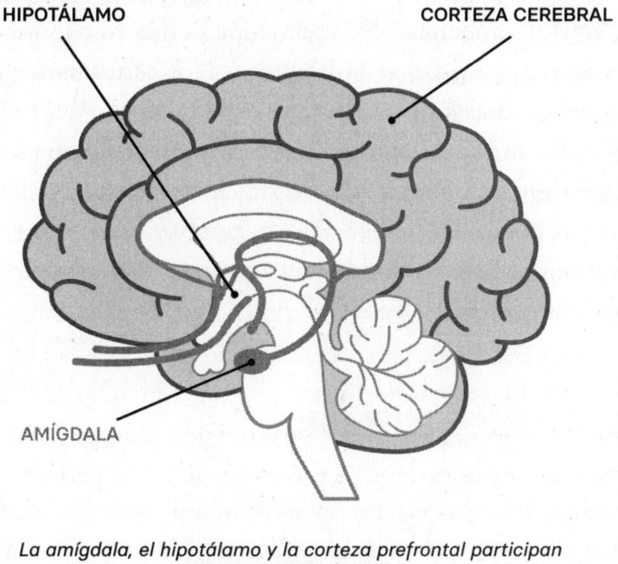

La amígdala, el hipotálamo y la corteza prefrontal participan en la respuesta al estrés.

La adrenalina se activa muy rápido y sus efectos son inmediatos. El corazón y la respiración se aceleran, la presión arterial aumenta y los sentidos se agudizan. Se libera glucosa y ácidos grasos al torrente sanguíneo, movilizando energía para huir o luchar por nuestra vida. Por otro lado, los procesos a largo plazo son postergados: es absurdo dedicar recursos a digerir comida o regenerar tejidos si nuestra supervivencia inmediata no está asegurada. En el cerebro actúa principalmente la noradrenalina, un neurotransmisor similar a la hormona adrenalina que eleva la atención y el estado de alerta. Un cerebro distraído es más vulnerable ante el peligro.

Todas estas respuestas son perfectas para un mundo lleno de peligros físicos, pero, por suerte, ya no vivimos en ese mundo. La mayoría de las cosas que nos estresan en la sociedad moderna no están relacionadas con depredadores hambrientos o tribus enemigas. Nos preocupan otras cosas, como perder el trabajo o pagar la hipoteca. Nos estresamos por los exámenes finales y por discusiones familiares. Para todos estos casos, nuestra respuesta al estrés no tiene ningún sentido, pero la evolución no ha tenido suficiente tiempo para encontrar una buena alternativa. Para tu cerebro, sigues viviendo en un mundo incierto donde luchar o huir son las alternativas entre las que debe elegir.

ESTRÉS AGUDO Y ESTRÉS CRÓNICO

Nuestra fisiología espera ser estresada de vez en cuando, generando respuestas agudas y breves. Nuestros ancestros se activaban para responder a una amenaza inmediata, pero volvían a la calma cuando el peligro pasaba. Este tipo de estresores nos fortalecen, y en su ausencia perdemos capacidad de respuesta. Dentro de los estresores agudos que tu cerebro espera están el ejercicio físico y los choques térmicos. Sobre la importancia de la actividad física ya hablamos en el capítulo 5, y un poco más adelante veremos los beneficios de salirse del rango de comodidad térmica.

Sin embargo, como acabamos de comentar, las cosas que nos preocupan en la actualidad no suelen ser físicas y breves, sino emocionales y prolongadas. Esto hace que la respuesta hormonal no sea tan elevada, pero que se mantenga mucho más tiempo. Este es el llamado «estrés crónico».

El cortisol tarda más tiempo en elevarse que la adrenalina y, más allá de responder al estrés de manera puntual, altera nuestra fisiología a lo largo del día. De manera natural, el cortisol sube por la mañana para ayudarnos a levantarnos de la cama y desciende tras la puesta de sol para facilitar el descanso. Sin embargo, el estrés crónico desajusta este ciclo natural del cortisol y, como consecuencia, desregula nuestro reloj biológico. Además, el cuerpo limita los recursos disponibles para el sistema inmune porque lo considera prescindible durante un estado de alarma; es razonable postergar nuestra defensa contra una bacteria mientras escapamos de un tigre hambriento. No obstante, un sistema inmune constantemente suprimido eleva el riesgo de contraer casi cualquier enfermedad, desde infecciones comunes hasta diversos tipos de cáncer.

Y algo similar ocurre con el sistema digestivo. Ante una situación de alarma, digerir comida pasa a un segundo plano, y cuando la alerta se mantiene en el tiempo empiezan los problemas. Al empeorar la comunicación a través del eje intestino-cerebro aumenta el riesgo de desarrollar trastornos digestivos, y se observa también un empeoramiento de la microbiota. Un estudio en universitarios constató un empobrecimiento de la microbiota durante la época de exámenes finales.

Efecto del estrés crónico en el cerebro

En el cerebro hay una gran concentración de receptores de cortisol que lo hacen muy sensible al estrés. Curiosamente, el efecto de este estrés es opuesto según su duración y naturaleza.

Un estrés puntual y controlado te hace estar más centrado y retener más información. Para sobrevivir era crucial recordar situaciones o lugares amenazantes, y por eso nuestra amígdala tiene conexión directa con el hipocampo. La noradrenalina aumenta además nuestra concentración, mejorando nuestro foco y atención. La distracción tenía un alto precio cuando nuestra vida estaba en juego. El estrés reduce nuestro tiempo de reacción, pero parece aumentar la imprecisión. Seleccionar la mejor respuesta requeriría un análisis más detallado de nuestra corteza prefrontal, y en situaciones de peligro cada milisegundo cuenta. Era preferible una respuesta razonablemente buena y rápida que una respuesta perfecta pero lenta.

Por otro lado, cuando el estrés se vuelve una constante, toda la función cognitiva se degrada. Un estudio estresó a un grupo de ratas durante cinco semanas, exponiéndolas al olor de un gato y cambiándolas de jaula a diario (el equivalente a ser el nuevo de la clase cada día y con un acosador siempre merodeando). A las cinco semanas, las ratas mostraron una clara dificultad para aprender y memorizar, y puntuaron mucho peor que las ratas que no habían sido estresadas. Varios estudios en humanos confirman que la memoria declarativa se reduce hasta en un 50 % en personas con altos niveles de estrés, además de empeorar todas las funciones ejecutivas. A nivel celular, el cortisol interfiere con la producción de BDNF e inhibe la neurogénesis. Esto explicaría por qué se observan hipocampos más pequeños en personas que reportan estrés crónico durante años.

El hipocampo no es el único afectado por el estrés crónico. Se observa también una peor función de la corteza prefrontal, donde reside nuestra capacidad de razonar y regular la impulsividad. Por tanto, el estrés nos hace tomar peores decisiones y, con frecuencia, el resultado de estas malas decisiones añadirá todavía más estrés a nuestra vida. Si nos enfurecemos con el jefe en la oficina por estar estresados, dañaremos la relación y pondremos en riesgo nuestro puesto de trabajo. Y el resultado será un estrés todavía mayor.

Un estudio en universitarios comprobó que durante su período de exámenes rendían peor en actividades que requerían mayor activación de la corteza prefrontal. Un mes después de finalizar los exámenes su rendimiento regresó a su línea base. Paradójicamente, cuanto más te estreses por los exámenes, peor rendirás.

El estrés constante modifica también la función de la amígdala, que se vuelve más sensible: si tu cerebro interpreta que el entorno es amenazante, disparará con más facilidad su alarma. Recuerda que el objetivo principal de tu cerebro es la supervivencia, no la tranquilidad mental. Para él, la ansiedad es un pequeño precio a pagar por mantenerte con vida.

Un riesgo adicional del estrés crónico es que contribuye de manera importante a la depresión, por lo que genera un círculo vicioso del que es difícil salir.

Sin embargo, más que seguir profundizando en los múltiples peligros del estrés crónico, aprendamos a usar la cabeza para amortiguar su efecto.

TRANQUILIZANDO AL CEREBRO ESTRESADO

Para empezar, debemos resaltar que las estrategias de los capítulos anteriores son fundamentales para lidiar con el estrés. Una buena alimentación ayuda a reducir la inflamación y a mantener una microbiota diversa, que ejerce un efecto calmante sobre el cerebro. El ejercicio físico es un potente liberador de BDNF, que actúa de antídoto contra los efectos perversos del estrés crónico en el cerebro. El sueño mitiga también las emociones negativas asociadas al estrés y nos ayuda a lidiar mejor con nuestros problemas. Cuidar estos tres pilares te ayudará a luchar contra el estrés crónico y la depresión, pero puedes hacer muchas más cosas. Repasaremos a continuación algunas estrategias para construir un escudo mental contra el estrés.

La sinfonía de tu cerebro

Tus miles de millones de neuronas están compartiendo información de forma constante. Este intercambio incesante de señales eléctricas se manifiesta globalmente como ondas cerebrales, una sinfonía silenciosa que podemos capturar al realizar un electroencefalograma.

Distintos patrones de ondas cerebrales representan distintos estados mentales. Por ejemplo, las ondas delta son lentas y se asocian con el sueño. Las ondas theta, también lentas, son más prominentes en las primeras fases de sueño, aunque se ven también en personas con algún trastorno cerebral.

Cuando estamos despiertos destacan las ondas beta, asociadas a estados de alerta y resolución de problemas. Representan un estado de vigilia normal, pero en exceso se asocian a ansiedad e insomnio. Debemos intentar compensarlas con estados alfa, asociados a relajación, calma y creatividad.

Distintas partes del cerebro pueden estar emitiendo distintas frecuencias, pero dependiendo de nuestro estado general unas destacarán sobre las demás.

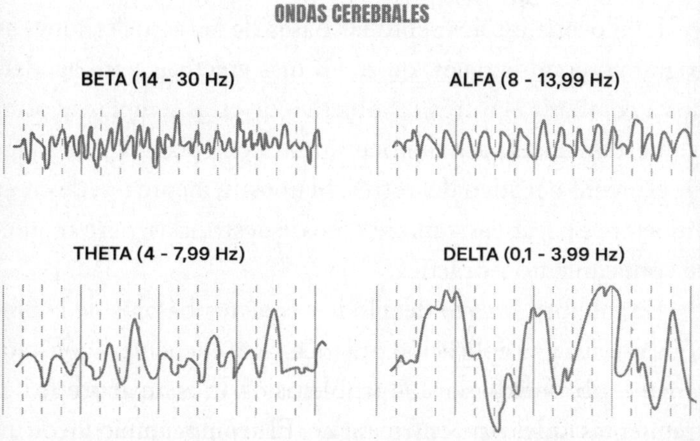

La actividad cerebral global tiene su reflejo en distintos tipos de ondas cerebrales.

REPLANTEA TUS PROBLEMAS

El mundo moderno nos ha liberado de la mayoría de los peligros que enfrentaban nuestros ancestros. Los estresores actuales suelen ser emocionales, y no dependen tanto de lo que nos ocurre como de nuestras interpretaciones. Lo que para una persona supone un estrés negativo podría representar para otra un desafío positivo. Saltar en paracaídas puede ser una experiencia fascinante o aterradora según la interpretación de cada persona.

Este conocimiento no es nuevo, y los antiguos filósofos estoicos ya eran conscientes del papel que juega la mente en nuestra percepción del estrés. Como decía Epicteto: «No son las cosas las que nos perturban, sino nuestra opinión sobre ellas».

La filosofía estoica sentó las bases de las actuales terapias cognitivo-conductuales, quizá las más efectivas para ayudarnos a combatir el estrés. El objetivo de estas terapias es ofrecer herramientas para cambiar nuestra perspectiva y así reducir el efecto negativo del estrés. Si nuestra mente puede crear emociones negativas, también puede destruirlas, pero requiere conocimiento y práctica.

En mi libro *Invicto* detallo los aspectos básicos de la filosofía estoica y su aplicación práctica. Si te encuentras constantemente abrumado por los problemas diarios, te aportará herramientas útiles para enfrentarlos. El acompañamiento de un psicólogo con experiencia en estas terapias es también fundamental para ayudarte a lidiar con la adversidad. Y, por supuesto, los fármacos pueden ayudar de manera puntual, pero no te harán desarrollar nuevas herramientas cognitivas, las que realmente podrás reutilizar a lo largo de tu vida.

Profundizar en este ámbito se escapa del alcance de este libro, pero debes ser consciente de que existen estrategias mentales para mejorar tu capacidad de lidiar con el estrés.

EXPÓN TU CEREBRO A LA NATURALEZA

Nuestro cerebro evolucionó en un entorno natural, y todavía lo reconoce como su verdadero hogar. A pesar de su gran plasticidad, le cuesta adaptarse a un mundo artificial. La atracción de nuestro cerebro por la naturaleza es un efecto que los científicos denominan biofilia.

Sabemos hace tiempo que los animales en zoológicos desarrollan trastornos del comportamiento rara vez observados en su hábitat natural. Muestran más síntomas de apatía y depresión. Pierden incluso interés por algo tan instintivo como el sexo, de ahí la dificultad para que se reproduzcan en cautiverio. Y sin ser conscientes, los humanos también vivimos en nuestro propio zoo.

En los años setenta, el arquitecto Roger Ulrich se sorprendía cuando los habitantes de su ciudad usaban rutas más largas para llegar a su destino. En una cultura dominada por la eficiencia y la productividad, parecía un comportamiento totalmente irracional. Al analizar las carreteras que la gente prefería, descubrió el factor diferencial: vistas naturales. La gente estaba dispuesta a tardar unos minutos más en llegar a su destino a cambio de ver algo de naturaleza por el camino. Ulrich decidió investigar qué ocurría en nuestro cerebro al exponernos a paisajes naturales. Usando electroencefalogramas, comprobó que estos paisajes activaban en mayor medida las ondas alfa, asociadas con una mayor relajación cerebral. Observó también una reducción de la presión arterial y de hormonas como el cortisol. Décadas más tarde, Japón fue pionero en convertir estos descubrimientos en tratamientos contra la ansiedad y la depresión. En 1982, la agencia forestal de Japón lanzó su programa llamado *Shinrin-yoku*, traducible como «baño de bosque». Los primeros estudios demostraban que caminar 40 minutos por el bosque producía una mayor reducción de niveles de estrés y activación de ondas alfa que la misma caminata por la ciudad. Investigaciones posteriores confirmaron estos resultados, demostrando que la naturaleza magnifica los efectos beneficiosos de la actividad física.

La naturaleza reduce también la llamada rumiación, considerada una forma dañina de autorreflexión. Cuando rumiamos, damos vueltas a los mismos pensamientos negativos que nos impiden estar tranquilos. Es como si nuestro foco de atención se quedara enganchado en un raíl del que no puede salir. Los estímulos de la naturaleza parecen redirigir nuestra atención hacia fuera, lo que nos aparta de ese dañino pensamiento circular y mitiga la ansiedad causada por ese bucle mental.

Red neuronal por defecto

Antiguamente se pensaba que el cerebro se activaba al realizar tareas mentales que requerían concentración y que pasaba después a un estado de relajación. Sin embargo, en los años veinte del siglo pasado, Hans Berger utilizó su nuevo invento (el electroencefalograma) para mostrar que las ondas cerebrales se siguen registrando incluso cuando nuestro cerebro no está concentrado en nada. Por desgracia, la creencia de que el cerebro solo trabaja cuando nos esforzamos mentalmente estaba muy arraigada, y sus investigaciones fueron ignoradas.

No fue hasta los años cincuenta, con el desarrollo de mejores técnicas, que pudimos comprobar que la demanda energética del cerebro apenas aumenta al realizar tareas que requieren concentración mental. Más adelante se observó que, aunque el consumo energético no varía por realizar tareas que requieren concentración, sí lo hace su distribución: cuando nuestra mente deja de estar concentrada en tareas externas, se activan en mayor medida zonas del cerebro ligadas con nuestro *mundo interno*. En 2001 se denominó al conjunto de estas zonas la «red neuronal por defecto», y se convirtió en un tema central de la neurociencia.

Esta red neuronal por defecto es fundamental para generar nuestra propia realidad, eso que llamamos consciencia o experiencia de estar vivos. Nos ayuda además a entender la experiencia vital de los demás y a ponernos en su lugar. Como veremos en el próximo capítulo, esta zona desempeña un papel fundamental en nuestra experiencia social. Sin embargo, alteraciones en la actividad de esta red neuronal pueden derivar en la llamada rumiación, haciendo que nuestro mundo interior se convierta en una prisión.

Un estudio comparó la activación de distintas áreas cerebrales entre dos grupos de personas que caminaron el mismo tiempo pero en distintos entornos. Uno hizo un recorrido urbano y el otro atravesó un gran parque. Tras 90 minutos de caminata, los que cruzaron un entorno natural reportaron mayor bienestar. Al escanear sus cerebros se observó menor activación en la corteza prefrontal subgenual, creadora de los pensamientos circulares de rumiación.

Y ni siquiera es necesario escapar a grandes espacios naturales. Las personas que viven más cerca de parques sufren menos trastornos mentales. Curiosamente no importa solo la presencia de parques, sino también su complejidad. Los parques irregulares se asocian con mejor salud general, probablemente porque reflejan mejor un entorno natural. La naturaleza es la máxima expresión del concepto de entorno enriquecido que vimos en un capítulo anterior, y cuanto más expongamos nuestro cerebro a esta riqueza sensorial, más mejorará.

Por suerte, tampoco necesitas grandes dosis. Un estudio demostró que tres contactos semanales de 10 minutos con entornos naturales (incluyendo los parques de las ciudades) son suficientes para reducir de manera significativa el cortisol y mejorar el bienestar emocional. Los investigadores denominaron a estos contactos «píldoras de naturaleza», y aunque 10 minutos fue la dosis mínima efectiva, se consiguieron mejores resultados con mayores exposiciones (entre 20 y 30 minutos diarios).

La naturaleza no solo reduce el estrés, sino que mejora la productividad y la creatividad. Nuestro entorno de trabajo ancestral era cien por cien natural, y seguimos rindiendo mejor cuando nuestro cerebro reconoce el hábitat a su alrededor. Hoy se conoce esta idea como «teoría de la restauración de la atención», y multitud de estudios confirman que interacciones breves con la naturaleza mejoran nuestra capacidad de concentración. Observar árboles mecidos por el viento o nubes atravesando el cielo genera un efecto especial en nuestro cerebro, muy distinto al que provocan imágenes de coches o edificios de cemento. Además, los entornos artificiales nos saturan con multitud de estímulos nuevos para nuestro cerebro, desde sirenas de ambulancias hasta coches que se cruzan en nuestro camino. En el entorno salvaje donde se forjó nuestro cerebro, todo aquello que se nos acercaba rápido o hacía ruido solía representar un peligro. Aunque no seamos conscientes, nuestra amígdala presta atención a todos estos estímulos, manteniendo un constante nivel de alarma y restando atención a otras actividades.

Un simple paseo por el bosque mejora un 20 % la memoria a corto plazo. Si trabajas en una oficina, a lo mejor esto no es posible, pero el simple hecho de visualizar espacios verdes en los descansos ha demostrado mejorar el rendimiento laboral. Curiosamente, la mejora es todavía mayor en personas con depresión, lo que indica que parte de la depresión podría venir de esta desconexión con nuestro entorno natural.

Otro estudio fue más allá de la productividad y midió el efecto de la naturaleza en la creatividad. Cincuenta participantes pasaron más de cuatro días de inmersión en la naturaleza, y tras ese período mejoraron en un 50% su puntuación en varios test de creatividad. Los investigadores advierten en sus conclusiones que el efecto podría estar mediado no solo por el acceso a la naturaleza sino también por la desconexión digital, que era otro requisito del experimento. Sea como sea, reconectar tu cerebro con la naturaleza te ayudará a resolver muchos problemas.

Estas escapadas largas no serán siempre posibles, pero puedes llevar la naturaleza a tu oficina o tu casa, y la forma más sencilla es incorporando plantas. Varios estudios confirman que tener plantas en nuestro espacio de estudio o trabajo mejora el estado mental y la concentración.

La píldora de la naturaleza es tan potente porque tiene multitud de «principios activos»: además de todo lo anterior, la naturaleza reduce los ruidos y la contaminación, nos acerca al sol y nos expone a cambios térmicos. Exploremos cada uno de estos aspectos.

Ruido y rendimiento cognitivo

En nuestro entorno natural, cualquier ruido que se alejara de los sonidos con los que convivíamos ponía en alerta a nuestra amígdala. El grito de un compañero de tribu, agitaciones en la maleza o rocas precipitándose por una ladera eran una señal de que nos debíamos preparar para huir o luchar.

Los ruidos constantes que nos rodean mantienen a nuestra amígdala en un permanente estado de alerta. Dentro de los ruidos modernos, se han estudiado especialmente los de aviones y coches. En niños, una mayor exposición a estos tipos de ruido conlleva una peor capacidad de lectura y atención. Un estudio encontró, por ejemplo, el doble de riesgo de trastornos de ansiedad y depresión en personas que vivían cerca de un aeropuerto. En Munich, antes del cierre del antiguo aeropuerto y la apertura del nuevo, los investigadores evaluaron el rendimiento cognitivo de los niños cuyo colegio quedaba cerca de cada zona. Tras el cambio, los colegios cercanos al nuevo aeropuerto empeoraron su rendimiento académico, y los que rodeaban el antiguo aeropuerto mejoraron.

Por el contrario, los sonidos naturales nos relajan y mejoran nuestra concentración. Si trabajas en sitios ruidosos, unos auriculares con capacidad de cancelar el sonido externo te ayudarán. Si el ruido del tráfico perjudica tu descanso nocturno, prueba con una máquina de ruido blanco, más similar a la sinfonía de la naturaleza.

Cerebro contaminado

Al hablar de contaminación solemos centrarnos en su efecto en el sistema respiratorio, pero el daño llega también al cerebro. La peligrosidad de las partículas en suspensión es inversamente proporcional a su tamaño: cuanto más pequeñas sean, más penetrarán en nuestro sistema respiratorio, y pueden llegar incluso al torrente sanguíneo. Las más peligrosas (y estudiadas) son las llamadas partículas finas, de un diámetro menor a 2,5 micrómetros. Estas partículas, denominadas PM2,5 por brevedad, viajan en el humo de coches y de fábricas, además de generarse en procesos naturales como incendios forestales. Por su ínfimo tamaño atraviesan sin problema la barrera hematoencefálica y afectan directamente al cerebro. Su acumulación acelera, entre otros procesos, el estrés oxidativo y la inflamación.

Varios estudios indican que esta acumulación de partículas daña la función cognitiva y reduce en varios puntos el cociente intelectual. Los estudiantes de colegios en zonas de alta contaminación mejoran su rendimiento académico cuando se instalan purificadores de aire en las clases. A largo plazo, la acumulación de estas partículas se asocia con mayor riesgo de alzhéimer y otras enfermedades neurodegenerativas.

Un gran estudio en multitud de ciudades analizó el nivel

de contaminación diario y los suicidios reportados, y descubrió una clara correlación. Los picos de contaminación eran seguidos a los pocos días por mayores tasas de suicidio. Cuando la contaminación se reducía, también lo hacían los suicidios. Como ya hemos visto antes, los factores que contribuyen al suicidio son muy complejos, pero los investigadores especulan que la rápida neuroinflamación que produce la contaminación podría ser un factor adicional. De hecho, se observa también más depresión en las personas expuestas a mayores niveles de contaminación.

Evidentemente, lo mejor que puedes hacer para evitar estas partículas contaminantes es vivir en una zona menos contaminada y respirar con frecuencia el aire puro de la naturaleza. Por desgracia, en general tenemos poco control sobre el nivel de contaminación que nos rodea, pero sí podemos ayudar al cuerpo a luchar contra esa contaminación. Varios estudios indican que una buena alimentación potencia la capacidad de desintoxicación de nuestro cuerpo, ya que facilita la expulsión parcial de estas partículas antes de que lleguen al cerebro.

Al contrario de lo que muchos creen, no necesitas dietas *detox* o tomar zumos verdes, sino potenciar ciertos nutrientes que tu hígado requiere para hacer su trabajo. Uno es el glutatión, del que ya hablamos en la sección de alimentación. Alimentos ricos en sulfatos como el brócoli, la coliflor, las coles o la cebolla son también eficaces, y varios estudios indican que elevar el consumo de vitaminas del grupo B ayuda a nuestro cuerpo a mitigar el efecto dañino de las partículas contaminantes.

Sol y salud mental

Como vimos, la luz natural tiene un efecto directo en nuestro estado mental, y es además fundamental para regular los ritmos circadianos. Hipócrates ya sabía que las estaciones influían en nuestro estado de ánimo, y observaba que la llegada de la primavera revertía en muchos casos los síntomas de la melancolía.

Además de su estimulante luz, el contacto de los rayos ultravioleta con la piel afecta a nuestra fisiología. El efecto más conocido es la síntesis de vitamina D, cuya deficiencia se asocia con multitud de enfermedades, desde trastornos cardiovasculares hasta infecciones y cáncer. Estudios más recientes indican que esta vitamina realiza también una función importante en el cerebro, que está repleto de receptores de esta molécula. Aunque ciertos alimentos aportan pequeñas cantidades de vitamina D, no es comparable con la que producimos al exponernos al astro rey. Esta vitamina, que actúa en realidad como una hormona, influye en múltiples procesos del cerebro. Regula, por ejemplo, el calcio neuronal y el factor de crecimiento nervioso, además de participar en la síntesis de dopamina y serotonina.

Varios estudios encuentran mayor riesgo de alzhéimer y depresión en individuos con niveles bajos de vitamina D. Una revisión sistemática identificó la falta de vitamina D como un riesgo relevante en el desarrollo de demencia, y un estudio de seguimiento observó que el declive cognitivo a largo plazo era mayor en sujetos con bajos niveles de vitamina D. Aunque los umbrales que utilizan los estudios varían, se consideran insuficientes valores inferiores a 25 ng/ml. Si tus niveles están por debajo de este umbral y no tienes posibilidad de exponerte al sol, un suplemento podría ayudar, pero existen todavía pocos estudios en humanos. Un ensayo reciente evaluó el efecto de suplementar con vitamina D (800 UI/día) a pacientes con alzhéimer y apreció una leve mejoría en varias pruebas cognitivas.

Debemos entender también que el sol ofrece mucho más que vitamina D, lo que explicaría la inconsistencia de los resultados con el uso de suplementos. Por ejemplo, la radiación ultravioleta incrementa la producción de óxido nítrico, una poderosa molécula que reduce la presión arterial y mejora el sistema cardiovascular, optimizando de paso la oxigenación del cerebro. Esta radiación eleva también la producción de beta-endorfinas, responsables del placer que sentimos cuando el sol nos da en la piel.

A pesar de sus múltiples beneficios, el sol también encierra peligros. Es un estresor hormético que nos beneficia en la dosis adecuada, pero que en exceso nos daña. Debes exponerte al sol con frecuencia pero en sesiones cortas, sin dejar que tu piel llegue a enrojecer. Si vas a exponerte más tiempo, usa protector solar. Las quemaduras son un factor de riesgo para el desarrollo de cáncer de piel, y un exceso de radiación en la cara acelera el fotoenvejecimiento. Dicho esto, la relación entre el sol y los distintos cánceres de piel es compleja, y la explico en más detalle en <fitnessrevolucionario.com/sol>.

Choques térmicos

Defendernos de las inclemencias del tiempo siempre supuso para nuestra especie un gran esfuerzo. En el mundo moderno, sin embargo, pasamos casi todo el tiempo en nuestro rango de confort térmico, y tanto nuestro cuerpo como nuestro cerebro pagan un precio.

La monotonía térmica nos hace gastar menos calorías, además de requerir menos esfuerzo cognitivo. Es bueno sentirnos cómodos la mayor parte del día, pero de vez en cuando debemos exponernos a los extremos térmicos, como hacían nuestros ancestros. Veamos cómo estos estresores térmicos mejoran tu cerebro.

Tu cerebro y el frío

Para empezar, el frío eleva la adiponectina, una proteína liberada por los adipocitos que estimula la quema de grasa. Niveles bajos de esta proteína se asocian con resistencia a la insulina y obesidad, factores que, como hemos visto, dañan tu cerebro. La exposición al frío eleva de manera importante el metabolismo, por lo que facilita la quema de grasa. Parte del aumento del gasto energético viene del tejido adiposo marrón o grasa parda. Al contrario que nuestra odiada grasa blanca, la grasa parda es rica en mitocondrias, y su especialidad es convertir calorías en calor.

En la cómoda sociedad moderna, este tejido permanece casi siempre inactivo, ya que para despertar su potencial debemos darle un motivo. Y el principal motivo es el frío. Al exponer a distintas personas a una temperatura fresca pero tolerable, de 19 °C, los que tenían más grasa parda quemaron 250 calorías adicionales en tan solo dos horas.

¿Y qué ocurre en tu cerebro? El frío eleva la noradrenalina, la dopamina y las beta-endorfinas, mejorando así la vigilia y la atención. Varios estudios indican que las duchas frías son un tratamiento efectivo contra síntomas de depresión.

Por último, la exposición puntual al frío ayuda a reducir la inflamación crónica de bajo grado, otro de los mecanismos que podrían explicar su efecto positivo en la depresión, además de proteger contra otros trastornos mentales ligados a esta inflamación constante.

Ideas para aprovechar el beneficio del frío

No vayas desabrigado en invierno, pero tampoco te protejas en exceso. Espera quizá un poco más antes de ponerte la chaqueta cuando empieza a refrescar. En casa, intenta pasar al menos un par de horas al día a una temperatura por debajo de 19 °C; es tolerable para la mayoría, pero supone ya un estímulo interesante.

Recuerda que no buscamos una exposición crónica al frío, sino estímulos puntuales. Por eso soy partidario de la ducha fría, puesto que es un estímulo puntual fácil de regular. Prueba a terminar tu ducha normal con 30 segundos de agua templada. Con el tiempo, ve alargando la duración y bajando la temperatura. Algo razonable sería terminar la ducha con 2 minutos de agua fría, o ducharte directamente con agua fría durante el verano.

Y por supuesto, nada supera bañarse en la naturaleza. Siempre que tengas la oportunidad de meterte en un lago helado, aprovéchala.

Deja que «sude» tu cerebro

Al igual que nuestros ancestros tuvieron que exponerse al frío con frecuencia, también debían combatir el incesante calor durante largas temporadas. Disponemos de poderosos mecanismos de termorregulación frente al calor, que hoy permanecen dormidos con la invención del aire acondicionado. Las saunas se han usado con propósitos medicinales durante milenios, desde las termas romanas hasta las *banias* rusas, pasando por el *mushi-buro* japonés o el *temazcal* azteca. Nuestros antepasados intuían sus beneficios, y hoy la ciencia los confirma.

Múltiples estudios en miles de sujetos asocian la sauna con menor mortalidad por cualquier causa. El beneficio más estudiado de la sauna es el que ejerce sobre nuestro sistema cardiovascular: la vasodilatación que produce el calor reduce la presión arterial y fortalece el corazón. Y recuerda que lo que es bueno para el corazón también lo es para el cerebro.

El calor, como el frío, nos hace liberar además las llamadas proteínas de choque térmico. Entre los muchos efectos de estas proteínas está la conservación de las neuronas en momentos de estrés. Estudios en animales indican que estas proteínas pueden adherirse a neuronas sanas para protegerlas o a la placa beta-amiloide para evitar su desarrollo.

Por último, la sauna tiene un efecto muy potente en la hormona del crecimiento, que multiplica su nivel en poco tiempo. Además de mejorar nuestra estética, esta hormona parece reducir los síntomas de demencia. Estudios recientes indican que usar la sauna cuatro o más veces por semana se asocia con un 65% menos de riesgo de desarrollar demencia o alzhéimer con el tiempo.

Existe también evidencia de que el uso frecuente de la sauna podría ser efectivo para luchar contra la depresión. No están claros los motivos, pero quizá se deba en parte a su capacidad para elevar las beta-endorfinas y mejorar la oxigenación cerebral. En un estudio de intervención, una simple sesión de media hora de calor logró mitigar los síntomas en personas con depresión durante varias semanas.

Un beneficio adicional de la sauna es que eleva la sudoración. Y aunque no es nuestra vía principal de desintoxicación, eliminamos ciertos metales como el mercurio a través del sudor, por lo que tanto la sauna como el ejercicio nos ayudan a reducir compuestos que perjudican el rendimiento cognitivo.

MEDITACIÓN

Cerrando este capítulo sobre cómo mejorar nuestra gestión del estrés, no podemos olvidar la meditación. En pocas décadas esta herramienta ha pasado de considerarse charlatanería espiritual a convertirse en objeto de gran interés para la neurociencia actual.

La meditación nos permite acceder a partes de la consciencia desconocidas para la mayoría. Puede literalmente transformar nuestra percepción de la realidad. Muchos desconfían de esta práctica porque la asocian a supersticiones místicas, pero podemos acceder a estos estados mentales sin creer en seres supernaturales.

Conceptualmente, la meditación es sencilla. Consiste básicamente en prestar atención a lo que surge en nuestra mente, haciéndonos conscientes de que podemos separarnos de nuestros pensamientos. Aprender a distanciarnos de nuestra actividad mental tiene un profundo impacto en nuestra salud emocional.

Pasamos gran parte del día perdidos en nuestros pensamientos, muchos de ellos automáticos. Esta falta de reflexión hace que nuestro bienestar emocional dependa de lo que nuestra mente *decida* generar. Pensamientos repetitivos sobre experiencias negativas del pasado o un excesivo foco en el futuro aumentan la agitación mental. Para calmar la mente debes centrarla en el presente.

En cualquier caso, el problema no son los pensamientos en sí mismos, sino perderse en ellos sin darse cuenta. El simple hecho de hacer a nuestra mente más consciente de ella misma tiene un efecto positivo. No olvidemos que todas nuestras experiencias son moldeadas por nuestra mente, y la atención que prestamos al momento presente determina en gran medida la calidad de nuestra vida.

Distintas técnicas de meditación han demostrado producir mejoras medibles en nuestra atención, regulación emocional y tolerancia al estrés. La meditación es eficaz para mitigar síntomas de ansiedad y depresión. No solo vemos cambios en las percepciones subjetivas, sino también en las propias estructuras físicas: la meditación moldea la materia de nuestro cerebro.

Múltiples estudios confirman que la meditación se asocia con amígdalas más pequeñas e hipocampos más grandes. Practicar meditación aumenta el grosor y la densidad de la materia gris en áreas cerebrales relacionadas con la atención, el aprendizaje, la memoria y la regulación emocional. Varios días de práctica guiada reducen la expresión de genes ligados con inflamación.

Aunque estos efectos son más claros en personas que llevan años meditando, se han logrado replicar en ensayos clínicos de pocas semanas. Por ejemplo, un estudio utilizó un protocolo de meditación con sesiones diarias de 13 minutos. Se usó un grupo de control que simplemente escuchaba pódcast de distintas temáticas durante esos 13 minutos. A las cuatro semanas no se observaron diferencias estadísticamente significativas, pero sí tras ocho semanas de práctica diaria. El grupo que meditaba mostró mejoras en la atención y la memoria, además de una mejor tolerancia al estrés.

Otro estudio enseñó a sus participantes técnicas básicas de meditación basadas en prestar atención a la respiración. En pocas semanas se apreció una menor reactividad de la amígdala ante imágenes negativas y una mayor conexión con la corteza prefrontal, encargada de la regulación emocional.

La meditación parece ejercer sus efectos a través de distintos mecanismos, pero uno de ellos es la reducción de la actividad en la red neuronal por defecto, ligada con la rumiación. Nuestro crítico interior contribuye a la depresión, y la meditación es una forma de silenciarlo.

Meditar nos ayuda a lidiar con el dolor, cuya cronificación contribuye a la depresión. Se ha usado también con éxito como complemento de terapias contra adicciones o trastornos alimenticios: al distanciarnos de nuestros pensamientos, nos volvemos más conscientes de ellos y regulamos mejor nuestro comportamiento.

El problema de la meditación es que al principio genera frustración. Decirle a tu mente que deje de crear pensamientos es como decirle a tu corazón que deje de latir. El objetivo inicial no es vaciar la mente, sino observar los pensamientos que surgen y redirigir la atención hacia la respiración. No te frustres por estos pensamientos, son parte del proceso. Tu atención se fortalece cada vez que la rediriges.

Meditar es como cualquier otra habilidad: requiere tiempo y práctica para experimentar sus beneficios. Pero de la misma forma que no necesitas convertirte en un atleta de élite para transformar tu cuerpo, tampoco necesitas convertirte en un monje budista para transformar tu mente. Y los beneficios aparecen mucho antes de dominar la práctica.

El hombre es un ser social
cuya inteligencia exige para
excitarse el rumor de la colmena.

RAMÓN Y CAJAL

8

CONECTA TU CEREBRO CON OTROS

Durante los primeros años de vida, nuestro cerebro crea millones de conexiones por segundo. Al final de esta rápida ebullición sináptica, las neuronas que quedan desconectadas son eliminadas. Solo sobreviven las que forman conexiones con otras. De la misma manera, los humanos cuyos cerebros no se conectasen con otros no habrían sobrevivido hasta nuestros días. Sobrevivir en un entorno salvaje exigía conexión. Necesitábamos nuestra tribu como las abejas necesitan su colmena.

Estudiar neuronas aisladas nos da pocas pistas sobre cómo funciona el cerebro. De manera similar, estudiar cerebros en aislamiento impide acceder a gran parte de su funcionamiento. Para entender realmente el cerebro debemos estudiarlo conectado con otros. Al fin y al cabo, no fue nuestro cerebro aislado el que nos permitió alcanzar la cima de la jerarquía animal, sino nuestra capacidad de interactuar con los demás.

Empecemos por el principio. El cerebro recién nacido no requiere tan solo nutrientes y descanso, sino también contacto. Incluso en animales mucho menos sociales que nosotros, como los ratones, la falta de conexión materna afecta profundamente al cerebro. Si los ratones son separados de sus madres, o reciben poco *cariño* de ellas, crecen con una respuesta al estrés exagerada. Si el cerebro percibe un entorno inhóspito en sus primeros años de vida, desarrollará una amígdala más sensible. Por el contrario, mayor arrope social implicaría mayor seguridad, y por tanto un detector de amenazas menos reactivo.

No sería ético hacer estos experimentos con bebés humanos, pero, por desgracia, conocemos muchos casos. Uno de los más estudiados afloró tras la caída del régimen comunista de Rumanía en 1989. Más de 150.000 niños habían sido abandonados en instituciones sobrecargadas, repletas de niños aislados con los que nadie interactuaba. Cuando pudieron finalmente ser liberados, se observaron deficiencias claras en su desarrollo cognitivo. No solo tenían importantes limitaciones intelectuales, sino también niveles elevados de ansiedad y depresión. Cuando años más tarde evaluaron a los que fueron adoptados en familias normales, solo el 40 % parecía haber tenido un desarrollo adecuado.

Evidentemente la falta de interacción social no había sido la única carencia de estos niños. Tampoco habían sido bien alimentados ni expuestos a estímulos educativos básicos. Es la tormenta perfecta para arruinar un cerebro en crecimiento.

Más allá de estos casos extremos, multitud de estudios confirman que el aislamiento social favorece la enfermedad mental. Un metanálisis que analizó estudios publicados durante más de treinta años concluyó que el aislamiento social acorta la vida tanto como fumar, y se asocia con el doble de enfermedad mental que la obesidad. En adultos mayores, la calidad de sus relaciones es uno de los mejores predictores del riesgo de desarrollar enfermedades neurodegenerativas.

Estos datos han llevado a la Organización Mundial de la Salud a incluir la soledad como una gran amenaza para la salud mundial, y al Reino Unido a crear el Ministerio de la Soledad. Cada vez más organismos públicos son conscientes del enorme impacto de la soledad en la salud general, y muy particularmente en la mental.

Soledad o aislamiento social

El aislamiento social es una métrica objetiva, relativa al número de interacciones que tenemos con los demás. La soledad, sin embargo, es una experiencia subjetiva. El aislamiento social se puede medir, la soledad solo se puede sentir.

Obviamente están relacionados. El aislamiento social tiende a acentuar el sentimiento de soledad, pero los niveles que cada persona requiere para evitar sentirse sola son distintos. Las experiencias de la infancia condicionan también el grado de conexión social que cada uno considera ideal.

Aunque la relación es más fuerte con la soledad, el aislamiento social también se asocia con mayor declive cognitivo. Incluso si no eres consciente, tu cerebro se beneficia de interactuar con los demás.

La soledad no solo tiene que ver con el número de relaciones sociales que mantenemos, sino también con el significado que les demos. Podemos sentir soledad en la multitud si no compartimos con el resto algo a lo que tengamos aprecio.

El aislamiento daña nuestro cerebro de múltiples maneras. Para empezar, el cerebro interpreta la soledad como un peligro inmediato, y esto aumenta el estrés. En un entorno salvaje, la soledad era una sentencia de muerte.

En un estudio sobre los efectos de la soledad, se solicitó a los participantes que indicaran cómo de aislados se sentían en distintos momentos del día y que tomaran además una muestra de saliva. Cuando los investigadores evaluaron los resultados, observaron que el nivel de cortisol en la saliva era mayor cuando reportaban más soledad. Uno de los efectos del estrés es inhibir el sistema inmune, y esto explicaría por qué la soledad contribuye a la enfermedad.

Por último, el sentimiento de soledad también fragmenta el sueño y eleva la vigilia nocturna, porque para nuestro cerebro era peligroso dormir solo.

LA SOLEDAD DUELE

Al observar el interior del cerebro con técnicas de imagen por resonancia magnética funcional (fMRI), vemos que la soledad o el rechazo social activan las mismas zonas cerebrales que el dolor físico. No es casualidad que usemos palabras similares para describir *dolores* emocionales: nos rompen el corazón o hieren nuestros sentimientos. Daños en nuestras relaciones generan una respuesta similar en el cerebro a los daños en los tejidos físicos. Son dolores distintos, pero dolores al fin y al cabo. De hecho, los dolores sociales generan recuerdos más intensos que los físicos. Probablemente tus recuerdos más dolorosos no son de cuando te rompiste un brazo, sino de cuando perdiste a un familiar o sufriste una ruptura sentimental. Los huesos se curan en pocos meses, los golpes emocionales pueden durar toda la vida.

Además de las pruebas de resonancia magnética funcional, muchos estudios confirman que ambos tipos de dolor comparten la misma neurobiología. Por ejemplo, personas sometidas a tratamientos quirúrgicos leves reportan menos dolor físico si un ser querido les toma la mano durante el procedimiento. Y todavía más sorprendente, investigaciones recientes muestran que los analgésicos convencionales como el paracetamol reducen también el dolor emocional.

Todo lo anterior tiene sentido desde una perspectiva evolutiva. El dolor es un mecanismo de protección cuya función es evitar comportamientos que nos puedan dañar. El dolor que produce la soledad empujaba a nuestros ancestros a buscar la protección del grupo, aumentando así sus probabilidades de supervivencia. Por lo mismo, tanto la soledad como el rechazo social producen efectos similares al dolor crónico, y ambos aumentan el riesgo de depresión.

LA COMPAÑÍA ESTIMULA EL CEREBRO

Interactuar con los demás requiere una gran habilidad mental. Estudios en ratas indican que las que viven con otras en la jaula desarrollan hipocampos más grandes que las que se crían sin compañía. Por otro lado, cuando ratas que han vivido siempre con otras son privadas de compañía, sufren en pocos meses una reducción de su volumen cerebral cercana al 20 %. Por motivos evidentes, no podemos replicar estos experimentos en humanos. De hecho, el confinamiento solitario es considerado el peor castigo en las cárceles, y para muchos es una forma de tortura. Contamos, sin embargo, con experimentos naturales que confirman un efecto similar del aislamiento social en humanos. Un estudio analizó, por ejemplo, el cerebro de ocho investigadores antes de pasar meses en una estación científica en la Antártida. Cuando regresaron, sus hipocampos se habían reducido en un 7 %, y eso considerando que no estuvieron completamente solos. Al reducir drásticamente su grupo social, también lo hizo su cerebro. Es probable que influyeran otros factores, como pasar más tiempo en espacios interiores y la monotonía del entorno ártico.

Relacionarnos con los demás nos parece natural, por eso no somos conscientes de su gran complejidad. El simple hecho de mantener una conversación activa multitud de zonas cerebrales. Debemos interpretar tanto las palabras de la otra persona como discernir sus emociones a partir del lenguaje corporal. A la vez, debemos preparar nuestra respuesta y ajustar nuestro propio lenguaje no verbal. La complejidad de la socialización se multiplica a medida que aumenta el tamaño del grupo. Vivir en grupo implica llevar una especie de contabilidad social con todos sus miembros: debemos recordar los favores que debemos o nos deben, los compromisos adquiridos y el grado de fiabilidad de cada miembro. Además necesitamos mantener un mapa mental de la cambiante jerarquía social y entender las relaciones entre los distintos miembros. Es importante también adaptar nuestro comportamiento al interactuar con cada sujeto, según sus particularidades, nuestra historia compartida y el conocimiento que tenemos sobre sus propias relaciones e intereses. Vivir con los demás implica llegar a consensos y colaborar en múltiples proyectos. Esta gran complejidad es precisamente lo que limitaba el tamaño del grupo.

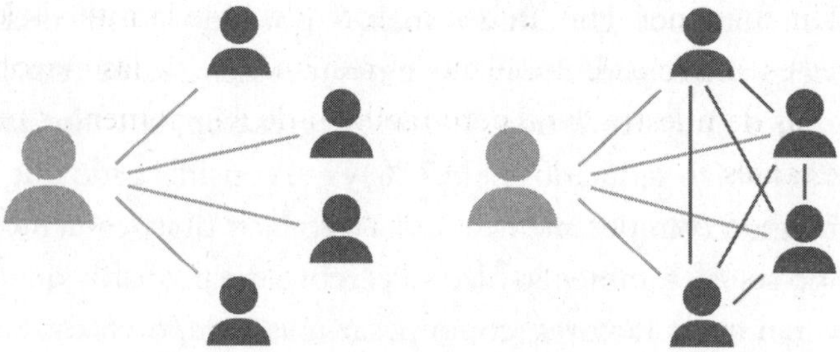

No debemos solo conocer nuestra relación con cada miembro del grupo, sino las existentes entre ellos. La cantidad de información a retener sobre el grupo aumenta exponencialmente al incluir nuevos miembros. Nuestro cerebro limitaba el tamaño de los grupos que podían formar nuestros ancestros.

El antropólogo Robin Dunbar descubrió que existía una correlación directa entre el volumen de la neocorteza de cada especie y el tamaño de su grupo social. En el caso de los humanos, concluyó que el número máximo de vínculos sociales que nuestro cerebro puede gestionar sin abrumarse es aproximadamente 150, el famoso número de Dunbar. Estudios recientes confirman esta hipótesis, y se ha observado que la densidad de materia gris en zonas del cerebro relacionadas con la percepción social guarda relación con el número de personas con las que nos relacionamos.

La gran complejidad de esta interacción social la convierte en un potente lubricante neuronal que al reducirse acelera el declive mental. Un estudio realizó pruebas cognitivas cada dos años a más de 12.000 personas mayores de 50 años sin síntomas de demencia. En cada una de estas pruebas evaluó además su grupo social, y las conclusiones con el tiempo fueron claras: los más solitarios mostraron un riesgo un 40 % mayor de desarrollar demencia.

En cualquier caso, debemos entender que la interacción social es un arma de doble filo: es responsable de las mayores alegrías de nuestra vida, pero también de los momentos más estresantes.

Empecemos por lo bueno. La calidad de nuestras relaciones es el mejor predictor de la percepción de felicidad, además de ser un gran *buffer* emocional. Las personas con relaciones estabilizadoras en su vida sufren menores tasas de depresión tras recibir golpes vitales, como enfermedades graves o la pérdida de seres queridos. La conexión con los demás potencia lo bueno y mitiga lo malo. Si buscas en tus recuerdos, seguramente los mejores momentos fueron experiencias compartidas.

Por contrapartida, las relaciones tóxicas afectan negativamente a todos los ámbitos de nuestra salud. Según un estudio observacional en casi 10.000 personas, las que reportaban peor calidad de sus relaciones cercanas sufrieron una tasa de enfermedad mayor durante los siguientes doce años. Estudios a más corto plazo demuestran, por ejemplo, que las personas con relaciones conflictivas tienen niveles de glucosa en sangre más elevados, más citoquinas inflamatorias y la curación de sus heridas es más lenta. Como dicen, «mejor solo que mal acompañado».

TEORÍA DE LA MENTE

Prosperar en un grupo social implica entender los pensamientos, sentimientos e intenciones de los demás. Esta capacidad, denominada teoría de la mente, es difícil de desarrollar, y por eso nuestro cerebro empieza a practicarla desde el primer día. Los bebés prestan más atención a las caras humanas que a cualquier otro tipo de estímulo visual. Es nuestra forma de empezar a socializar y conocer el grupo del que formaremos parte. Interpretar el mundo interno del resto de los miembros es crucial, y nuestro cerebro le dedica buena parte de su infraestructura neuronal. De hecho, pensar en los demás y en nuestra relación con ellos es el estado por defecto del cerebro.

En el capítulo anterior introdujimos el concepto de la red neuronal por defecto. Cuando demandamos a nuestro cerebro estudiar para un examen o preparar un presupuesto de ventas, activa zonas cerebrales ligadas con la memoria, el razonamiento, el aprendizaje y la planificación. Cuando dejamos de estar concentrados en algo externo, activamos sin embargo esta red neuronal por defecto, redirigiendo la atención hacia nosotros y nuestras relaciones con los demás. La única explicación posible para dedicar tantos recursos a esta actividad es que debía de ser vital. No hubiéramos prosperado como especie si el cerebro, que consume un 20 % de nuestra energía en reposo, hubiera dedicado todo su *tiempo libre* a tareas irrelevantes.

Que el cerebro dedique más tiempo al razonamiento social que a todo lo demás nos da una idea de la importancia de interactuar con los demás. Los neurocientíficos llegaron a estas conclusiones mirando en el interior de nuestro cerebro, pero podríamos haberlo deducido observando nuestro comportamiento. Internet nos da acceso a todo el conocimiento del universo, ¿y dónde pasamos nuestro tiempo? En las redes sociales. En los ratos libres nuestro cerebro no nos anima a resolver problemas de cálculo diferencial, sino a abrir Instagram y ver lo qué hacen los demás. Si Facebook fuera una religión (y algunos creen que lo es), tendría más miembros que el cristianismo y el islam. Que los destinos más populares de internet sean lugares dedicados a nuestra vida social no es casualidad, sino un mero reflejo de nuestro cableado neuronal.

Durante los primeros años de vida tenemos únicamente una representación en primera persona del mundo que nos rodea y asumimos que es compartida por todos: si nos tapamos la cara, pensamos que nadie nos ve. Un experimento clásico para definir cuándo nos hacemos conscientes de la separación de nuestra propia mente consiste en exponer a niños de distintas edades a una sencilla obra con dos marionetas. En la escena hay también una caja, una cesta y una canica. Al comienzo, una marioneta coloca la canica en la cesta y sale de la escena. En su ausencia, la otra marioneta recupera la canica de la cesta y la pone en la caja. Poco después regresa la primera marioneta, y los investigadores preguntan a los niños dónde buscará la canica: ¿en la cesta o en la caja? La mayoría de los niños de 3 años responde que en la caja. Ellos saben que está ahí, y asumen que la primera marioneta también, a pesar de no haber estado presente cuando la otra hizo el cambio. Sin embargo, a los 5 años casi todos los niños entienden que la buscará en la cesta, donde ella la dejó. Ya son capaces de entender que las creencias de otras personas dependen de sus experiencias, que no tienen por qué coincidir con las propias. Aproximadamente a esta edad los más pequeños desarrollan otra capacidad que demuestra su creciente habilidad social: mentir. Sin una teoría de la mente suficientemente desarrollada no se puede concebir la mentira. Solo al entender que tu mente puede albergar información diferente, inaccesible para los demás, serás capaz de mentir de manera consciente.

Otra capacidad innata de nuestra mente es la de imitar, y aquí juegan un papel clave las llamadas neuronas espejo. Sácale la lengua a un bebé y en poco tiempo imitará tu gesto. Observar las acciones de otra persona activa en nuestro cerebro grupos de neuronas similares a las que se activan en la persona que observamos, lo que contribuye al proceso de aprendizaje. Prestamos mucha más atención a lo que hacen los demás que a lo que nos dicen. Las neuronas espejo nos ayudan además a empatizar con el sufrimiento de los demás. Tu cerebro no solo infiere el dolor de los otros a través de sus expresiones, sino que te hace sentirlo.

Cualquier alteración en la red neuronal por defecto causará problemas de relación. Se cree, por ejemplo, que el autismo se produce en parte por un déficit en esta capacidad. Solo el 20 % de los niños con autismo da la respuesta correcta en la prueba de las marionetas, a pesar de tener buen rendimiento en pruebas analíticas o matemáticas. La inteligencia analítica y la emocional utilizan distinto cableado neuronal. Y sin acceso a las intenciones, emociones y creencias de los demás, la interacción social se convierte en un desafío monumental, algo que prefieres evitar.

CONSTRUYE TU RED SOCIAL (PROFUNDA Y SUPERFICIAL)

El simple hecho de pertenecer a un grupo social reduce un 20 % el riesgo de depresión, con independencia de la naturaleza del grupo. No importa si hablamos de un club deportivo, un partido político o un coro musical. Lo importante es relacionarse con los demás. De hecho, las personas que pertenecen a varios grupos muestran una reducción del riesgo de depresión todavía mayor.

Evidentemente esto lleva tiempo, y la sociedad moderna nos empuja a concentrar los esfuerzos en otros objetivos, como mejorar profesionalmente o económicamente. Estos propósitos son loables, por supuesto, pero no dejes que te aíslen socialmente. Mantén el contacto con amigos y familiares. Considera la interacción social como una parte importante de tu salud mental.

Además de las relaciones profundas con personas cercanas, no subestimes el beneficio de las relaciones superficiales. Varios estudios indican que las breves interacciones sociales que tenemos a lo largo del día también nos benefician, pero solo si las realizamos de manera consciente. Prueba a intercambiar un saludo y una sonrisa con la persona que te sirve el café o con la que limpia tu lugar de trabajo.

AYUDA A ALGUIEN

Ya los antiguos griegos distinguían dos formas de placer: el hedonista, muy cercano a los sentidos, y el eudaimónico, más ligado al crecimiento personal y a la contribución social. No rechazaban el placer físico, que obtenemos a través de comportamientos que nos ayudaron a sobrevivir y procrear, como la comida y el sexo, pero daban más importancia al placer eudaimónico, vinculado con la virtud y, muy en especial, con ayudar a los demás.

El patrón de activación neuronal del placer hedónico se concentra en áreas más relacionadas con la impulsividad, mientras que el placer eudaimónico activa en mayor medida zonas relacionadas con la función ejecutiva. Además, mayor activación en esta zona se asocia con menor prevalencia de depresión.

Ancestralmente, el resultado de nuestro trabajo tenía un objetivo claro y contribuía de manera directa al grupo. En la actualidad, nuestros trabajos son más abstractos y rara vez estamos cara a cara con las personas a las que finalmente beneficiamos. Si no puedes conectar tu trabajo con un claro aporte social, busca otra forma de ayudar. Con frecuencia, ayudar a otros es la mejor manera de ayudarnos a nosotros mismos. Varios estudios indican que la mejora en la satisfacción personal de dedicar unas horas semanales a una labor de voluntariado es equivalente a la de un gran aumento salarial.

SEGÚN TU ESTILO: INTROVERTIDO O EXTROVERTIDO

Como cualquier rasgo de la personalidad, nuestro deseo de relacionarnos con los demás se distribuye a lo largo de una distribución normal (curva en forma de campana). Personas en lados opuestos del espectro tendrán experiencias muy distintas del mismo evento social. Para alguien muy extrovertido, una fiesta con los compañeros de la oficina será muy gratificante y divertida. Por el contrario, su compañero introvertido pasará la velada esperando que el evento termine para refugiarse en su casa. Tu posición en el espectro depende en parte de tus genes, en parte del ambiente (o tus experiencias pasadas) y en parte de procesos aleatorios que ocurren durante el desarrollo del cerebro.

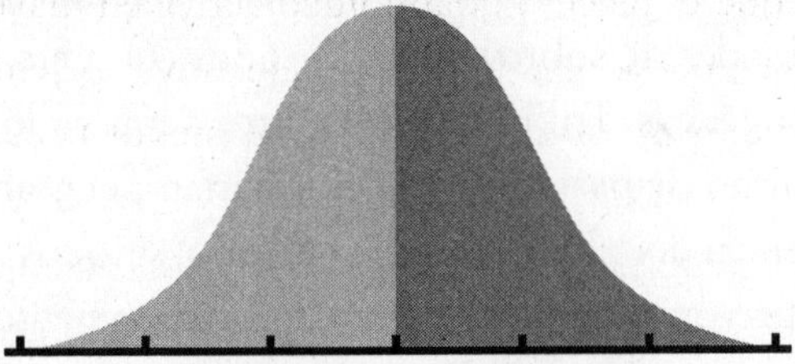

Todos se benefician de interactuar con los demás, pero debes adaptarte a tu personalidad.

Varios estudios constatan diferencias específicas en el cerebro de personas muy extrovertidas respecto a las muy introvertidas. Las extrovertidas son, por ejemplo, más sensibles a los estímulos sociales y responden con más liberación de dopamina. Experimentan por tanto más placer al interactuar con los demás, y la ausencia de ese contacto resulta más dolorosa. Las personas extrovertidas reportan en general más felicidad y suelen desarrollar menos enfermedades mentales, en parte porque la extroversión es una cualidad más valorada a nivel social. Un metanálisis publicado en 2018 atribuye más riesgo de desarrollar alzhéimer a las personas introvertidas, quizá por una menor activación de las zonas cerebrales involucradas en la socialización.

Los introvertidos, por el contrario, suelen tener una corteza prefrontal más gruesa, asociada con mayor planificación y menor impulsividad. Además suelen destacar en el plano académico respecto a sus compañeros extrovertidos.

En resumen, no es mejor estar en un lado del espectro que en el otro, y la selección natural favoreció la supervivencia de los grupos con una representación más o menos igualitaria. Grupos con habilidades y preferencias diversas tenían más probabilidades de sobrevivir que grupos con personalidades muy homogéneas. Tribus con miembros demasiado aventureros asumirían demasiados riesgos y harían peligrar la propia supervivencia del grupo. Por el contrario, si todos fueran demasiado precavidos no se alejarían del campamento y no descubrirían nuevas fuentes de comida.

A nivel individual, debes aceptar tu personalidad y aprovechar su lado positivo, pero intentar compensar los aspectos menos favorables. Un estudio de intervención demostró que, si las personas introvertidas hacen un esfuerzo por vencer su resistencia natural a socializar, mejoran su sentimiento de bienestar. Sin embargo, deben adaptar la estrategia de socialización a su preferencia personal. Si eres introvertido, puedes optar por organizar eventos con un grupo pequeño para explorar temas que te interesan, en vez de asistir a grandes fiestas.

Si eres extrovertido, aprovecha los beneficios naturales de tu personalidad, pero evita desarrollar dependencia emocional. Algunas personas necesitan una estimulación social constante, y son incapaces de sentirse bien con ellas mismas. Además de potenciar tus conexiones con el resto, bloquea algún espacio de tiempo para explorar tu mundo interior.

SEXO Y AMOR

El cerebro es mi segundo órgano favorito.

WOODY ALLEN

Como explicamos en los primeros capítulos, las prioridades de tu cerebro están claras: supervivencia y reproducción. En los humanos, sin embargo, la reproducción va mucho más allá del acto sexual. Al tener bebés indefensos durante tanto tiempo, los padres que mostrasen mayor compromiso con el cuidado de sus hijos tendrían más probabilidad de que sus genes sobrevivieran. La mayoría de los expertos considera que esta necesidad de mantener unidos a los progenitores durante más tiempo hizo evolucionar eso que llamamos amor romántico. El sexo no es, pues, un simple mecanismo de reproducción o de obtención de placer, sino también de fortalecimiento del vínculo emocional.

Probablemente no necesites muchos argumentos para desear practicar más sexo, pero no está de más recordar sus beneficios.

Como casi siempre, empezamos primero investigando los cerebros de ratones. En 2010, un estudio demostró que las ratas macho a las que permitían mantener relaciones sexuales a diario durante dos semanas mostraban más neurogénesis y menos ansiedad que las que solo tuvieron sexo una vez durante ese período. Un estudio posterior confirmó esta mayor plasticidad cerebral al aumentar la frecuencia sexual, y comprobó que va asociada a un mejor rendimiento cognitivo.

Un estudio más reciente entre casi 7.000 hombres y mujeres de más de 50 años reveló que las personas que mantenían relaciones sexuales más frecuentes mostraban mejores resultados en distintas pruebas de memoria, fluidez verbal y habilidad visoespacial.

Parte del beneficio puede venir del propio esfuerzo físico, pero todo apunta a que hay motivos específicos mediados por el cerebro. Durante la actividad sexual se observa una menor activación de la amígdala, acompañada de una mayor liberación de oxitocina por parte del hipotálamo. La oxitocina tiene una doble función, ya que actúa como hormona y como neurotransmisor. Tiene un papel fisiológico importante durante el parto, pero a nivel cerebral potencia la empatía y el vínculo emocional, además de favorecer la relajación y la calma. Un estudio de la Universidad de Birmingham comprobó que suministrar oxitocina por vía oral generaba una respuesta cerebral similar al consumo moderado de alcohol: desinhibición social y menos ansiedad. Curiosamente, la oxitocina causa también los mismos efectos negativos del alcohol, como una mayor agresividad hacia las personas ajenas a nuestro grupo o una peor evaluación de posibles riesgos. Por lo visto, estar enamorado no es tan distinto de estar borracho.

TRIBU SÍ, TRIBALISMO NO

Durante la mayor parte de nuestro pasado vivimos rodeados de nuestra tribu, formada por un pequeño grupo de individuos. La evolución humana no es simplemente la historia de unos individuos compitiendo con otros dentro de un grupo, sino también la de unos grupos compitiendo con otros, muchas veces de manera violenta.

Originalmente los grupos eran pequeños, ya que estaban limitados por el tamaño del cerebro, y solo colaborábamos con los individuos que conocíamos de manera directa. En algún momento, sin embargo, los humanos desarrollamos una capacidad única para saltarnos esta limitación física: aprendimos a inventar historias. Como explica Yuval Noah Harari en su libro *Sapiens*, inventamos dioses y mitos sobre nuestros ancestros, dando lugar a religiones y naciones. Estas creencias compartidas hicieron que pasáramos de colaborar exclusivamente con nuestro grupo cercano a hacerlo con millones de extraños: «Si alguien cree en mí mismo dios o en mi misma nación, es como yo».

Estas historias permiten cohesionar grandes grupos, pero también manipularlos, enfrentando unos grupos con otros por diferencias insignificantes, y muchas veces en beneficio de unos pocos.

Casi todas las sociedades desarrollaban historias que ensalzaban a sus héroes y dioses, a la vez que despreciaban a los de los demás. El pensamiento tribal tiende a dividir: «Nosotros contra ellos».

Volviendo al momento presente, la sociedad está dividida en múltiples grupos, desde partidos políticos hasta equipos de fútbol, pasando por etnias e identidades sexuales. Esta diversidad no es mala, siempre que recordemos que nos unen muchas más cosas de las que nos separan. Luchar por los derechos de un grupo es una causa noble si se hace apelando a una humanidad compartida. Por desgracia, algunos movimientos sociales hacen justo lo contrario: enfatizan constantemente las diferencias con el resto. Activan entre sus seguidores el poderoso pensamiento tribal, pasando de reclamar justicia a buscar venganza. Aumentan el número de palabras y comportamientos que consideran agresiones u ofensas, convirtiendo todo en una lucha entre opresores y oprimidos. Esta es una receta perfecta para dañar la convivencia y crear una reacción opuesta. Si queremos mejorar la calidad de vida y la salud mental de la sociedad, debemos hacer todo lo posible por reducir el pensamiento tribal y elevar nuestro sentido de pertenencia a la humanidad.

Se nos ha otorgado, en cambio,
el inestimable privilegio
de modelar [...] los hilos
telegráficos del pensamiento.
[...] Y no hay nada más
infecundo, y aun nocivo, que
una cabeza incapaz de aprender.

Ramón y Cajal

9

EDUCA TU CEREBRO

Llegamos a este mundo con un cerebro prematuro. Nuestra limitación cognitiva nos hace totalmente indefensos y dependientes durante mucho tiempo. Pero, como vimos en los primeros capítulos, convertimos esta aparente debilidad en una gran ventaja, gracias a nuestra extraordinaria capacidad de aprendizaje. Aprender es nuestro principal superpoder. Y de todos los factores que contribuyeron a potenciar nuestra capacidad de aprendizaje, destaca sin duda la evolución del lenguaje.

Nuestros ancestros utilizaban la comunicación verbal hace millones de años, pero la capacidad de hablar es mucho más reciente. Aunque es un debate todavía no resuelto, la hipótesis más plausible es que, hace unos 100.000 años, ciertas mutaciones posibilitaron nuestra capacidad de pensamiento simbólico y de lenguaje complejo. Algunas de estas mutaciones afectaron al cerebro y otras a la anatomía de la garganta, y dieron como resultado una capacidad de comunicación muy superior a la del resto de las especies.

Transformar pensamientos en palabras permitía transferir conocimiento de una mente a otra de manera eficiente, lo que representó un cambio radical en el progreso de nuestra especie. Si alguien descubría una novedad, podía explicarla fácilmente a los demás. El lenguaje convirtió la inteligencia individual en una gran inteligencia tribal, codificada en la cultura. Cada nueva generación tenía a su disposición todo el conocimiento acumulado por las generaciones anteriores: creación de herramientas, estrategias efectivas de caza, preparación de alimentos, plantas medicinales...

Ya no heredábamos únicamente los genes de nuestros ancestros, sino también su cultura. Tras millones de años de lenta evolución biológica, la evolución cultural aceleró nuestra transformación, moldeando también nuestro cerebro.

APRENDER CAMBIA EL CEREBRO

Cuando nacemos, todas las experiencias son nuevas y cada interacción con el entorno modifica nuestro cerebro. Aprender a hablar es una de las tareas cognitivamente más complejas que enfrentamos en nuestros primeros años de vida, y aprender dos lenguas a la vez potencia la plasticidad cerebral. Varios estudios indican que los niños bilingües tienen una capacidad de atención superior, quizá por la necesidad de seleccionar las palabras y la gramática adecuadas a cada lengua y situación. Al analizar su cerebro, se observa además un incremento en la densidad de materia gris en múltiples zonas. El esfuerzo de aprender un segundo idioma deja cierta huella neuronal, que aumenta nuestra reserva cognitiva y podría reducir las tasas de demencia al envejecer.

Aunque los cambios son especialmente dramáticos durante los primeros años, el cerebro sigue respondiendo al aprendizaje durante toda su vida. Como señalamos al principio, el hipocampo de los taxistas que memorizaron el callejero de

Londres creció un 20 %, uno de los primeros ejemplos de plasticidad cerebral estudiados en humanos.

Aprender es también una de las vías más efectivas para mejorar nuestra inteligencia, esa cualidad tan relevante pero tan difícil de definir. Aunque hay múltiples formas de categorizarla, suele distinguirse entre inteligencia fluida y cristalizada.

La inteligencia fluida está relacionada con aspectos como el razonamiento lógico, la habilidad matemática, la percepción espacial o la fluidez verbal. Tiene un importante componente genético, pero para desarrollarse en todo su potencial debe exponerse a suficientes estímulos en los primeros años de vida.

La inteligencia cristalizada se refiere a la capacidad de conectar nueva información con el conocimiento previamente adquirido, reconociendo patrones y encontrando analogías. Este tipo de inteligencia es como una especie de cimiento mental que vamos desarrollando con la edad y que aporta solidez a todo lo que construyamos encima. Aquí reside la neurobiología de la sabiduría.

Tu inteligencia fluida depende en gran medida de tu herencia genética, pero tú decides las materias en las que concentras esa inteligencia. Puedes desperdiciarla en tareas sin relevancia o usarla para construir tu inteligencia cristalizada. Además, mientras que la inteligencia fluida disminuye con la edad, la cristalizada puede seguir aumentando hasta el final, pero solo si sigues aprendiendo. Las personas mayores son más lentas recordando datos o realizando cálculos matemáticos, pero pueden identificar patrones y realizar conexiones todavía invisibles para alguien joven. Nos volvemos más lentos pero más sabios.

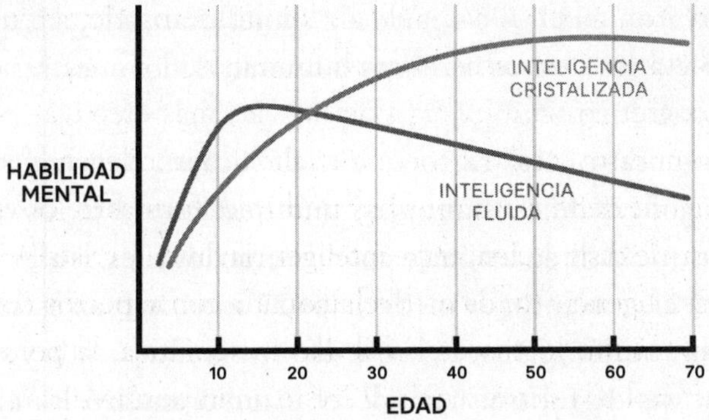

La inteligencia fluida mengua con la edad, pero siempre podemos aumentar la cristalizada.

Cualquier tipo de aprendizaje será útil para potenciar tu inteligencia cristalizada, pero todo lo que te ayude a entender mejor el mundo será especialmente beneficioso. De manera sintética podríamos definir la inteligencia como la capacidad de resolver problemas, y cuantos más modelos mentales tengas en tu cabeza, más problemas podrás resolver.

APRENDIZAJE Y ENVEJECIMIENTO CEREBRAL

> El que deja de aprender es viejo, tanto si tiene veinte como ochenta años. El que sigue aprendiendo se mantiene joven.
>
> MARK TWAIN

En el segundo capítulo presentamos el llamado estudio de las monjas, uno de los primeros en asentar la idea de la reserva cognitiva. Al evaluar los cerebros de las monjas fallecidas se observaron muchos casos de alzhéimer avanzado, sin que las propietarias de esos cerebros hubieran dado muestras de declive cognitivo.

Al intentar buscar factores que explicaran la mayor reserva cognitiva de estas monjas, uno destacó sobre los demás: la riqueza de su lenguaje cuando eran jóvenes. Antes de entrar en el convento, de media a los 22 años, habían escrito una carta autobiográfica en la que describían su pasado y sus expectativas de futuro. Cuando el estudio analizó las casi setecientas cartas escritas por aquellas jóvenes monjas, se encontró una interesante conexión: las monjas con estructuras gramaticales más complejas y vocabularios más ricos mostraron, décadas más tarde, mayor resistencia contra el declive cognitivo.

¿Sus pensamientos más complejos eran fruto de una mayor inteligencia innata o habían desarrollado esa complejidad protectora al estudiar más? Probablemente ambas cosas. Sin duda, unas personas son más inteligentes que otras por naturaleza, pero los estímulos a los que se exponen condicionan el resultado de esa inteligencia innata.

Tanto un mayor nivel educativo como incluir más actividades mentalmente estimulantes se asocian con menores tasas de alzhéimer y demencia. Un estudio demostró una reducción del 39 % en el riesgo de desarrollar alzhéimer en las personas con mayor reserva cognitiva. Al igual que con las monjas, este estudio realizó autopsias de los sujetos que morían y se observó que la reducción se mantenía incluso en pacientes con patologías vasculares o con cerebros que mostraban estados avanzados de enfermedad. Una vez más, la reserva cognitiva desarrollada a lo largo de la vida demostró compensar parte de los daños físicos causados por el envejecimiento.

Otro estudio realizó un análisis similar, pero evaluó distintas fases de la vida. Observó que cuanto antes se iniciaba la estimulación cognitiva, más lúcida se mantenía la mente al final de la vida. Pero demostró también que nunca es tarde, y que intervenciones educacionales a partir de los 70 años retrasan también el declive cognitivo. La reserva cognitiva es, por tanto, como la financiera: cuanto antes empieces a ahorrar, más dinero tendrás cuando llegue una posible emergencia, pero es mejor empezar a ahorrar tarde que no hacerlo nunca.

Además de todos estos estudios observacionales, tenemos ensayos clínicos que demuestran que la estimulación cognitiva eleva los niveles de BDNF y fortalece el hipocampo, ambos factores protectores contra la demencia. Se han analizado especialmente los cambios cerebrales al estudiar música o idiomas, pero los beneficios observados son extrapolables a cualquier tipo de aprendizaje.

Por el lado negativo, varios estudios indican que el uso continuado de fármacos anticolinérgicos se asocia con mayor declive cognitivo. Estos fármacos, usados con fines tan variados como combatir el insomnio o controlar las náuseas, inhiben la función del neurotransmisor acetilcolina, muy relevante en los procesos de memoria y aprendizaje.

EDUCACIÓN *VERSUS* APRENDIZAJE

> Nunca permití que la escuela interfiriera en mi educación.
>
> MARK TWAIN

Según diversos estudios, el riesgo de desarrollar enfermedades neurodegenerativas es menor en personas con mayor nivel académico, sobre todo si después trabajan en profesiones que requieren más complejidad cognitiva.

Una vez más, la relación parece bidireccional: personas con mayor inteligencia tenderán a rendir mejor académicamente y prosperar después en profesiones cognitivamente complejas. Pero insistimos: podemos mejorar nuestra inteligencia cristalizada con independencia de nuestra inteligencia genética.

El problema actual es que se confunde educación con aprendizaje. Por «educación» entendemos un proceso regulado, dirigido generalmente por el Estado, quien define lo que debemos aprender a cada edad. Es más, la escuela no solo pretende instaurar conocimiento, sino también ciertas actitudes: obediencia, respeto a la autoridad, conformidad. Tras la educación obligatoria podemos seleccionar una especialidad en la universidad, pero la mayoría lo ve como un mero trámite a superar. Esta industrialización de la educación hace que muchos entiendan el conocimiento como un simple medio para un fin: un título académico.

Por el contrario, el conocimiento era ancestralmente un fin en sí mismo. Nuestro cerebro viene preconfigurado para explorar y aprender, pero forzado durante décadas a concentrarse en materias sin relevancia práctica, deja de mostrar interés y deja por tanto de crecer. Si aprender es una imposición, desaparece la motivación.

Independientemente de tu experiencia académica, debes buscar algo que te motive a mejorar y sobre lo que quieras aprender de verdad. Recuerda que el aprendizaje constante eleva tu reserva cognitiva. Además, los conocimientos nuevos se asientan sobre conocimientos previos, de modo que cuanto más sepas, más fácil te resultará seguir aprendiendo.

LEE MÁS

> Los libros nos brindan sus consejos sin pedantismo ni altivez. De todos nuestros amigos, son los únicos que se callan después de hablar.
>
> RAMÓN Y CAJAL

En estos momentos tu cerebro está realizando una tarea monumental, lejos del alcance mental de cualquier otro animal. A partir de los impulsos eléctricos enviados por los ojos, creados a su vez por el reflejo de símbolos negros sobre un fondo blanco, tu cerebro crea un universo interno de lógica y significado.

Al contrario que otras muchas funciones que nos ayudaron a sobrevivir en la sabana africana, leer es un desarrollo cognitivo reciente. Las primeras formas de escritura simbólica surgieron hace tan solo 5.000 años en la antigua Mesopotamia, tiempo insuficiente para que la selección natural produzca cambios relevantes a nivel neuronal. Los expertos opinan que simplemente *reciclamos* redes neuronales existentes para asignarles una nueva función.

Estudios en niños confirman que la lectura potencia las conexiones entre distintas zonas cerebrales, como las relacionadas con la visión y el lenguaje, y lo mismo se observó al educar a analfabetos en zonas rurales de la India. Los adultos que aprenden a leer logran cambios en su cerebro similares a los observados en niños de corta edad. Una prueba más de que nunca es tarde para mejorar.

Leer es muy distinto a ver la televisión. Es un proceso mucho más activo que implica convertir símbolos en imágenes mentales y rellenar con la imaginación todo lo que no explicitan las palabras. Dos personas pueden leer el mismo libro pero imaginar mundos totalmente distintos en su cabeza.

Varios estudios demuestran que leer mejora, además, nuestra capacidad de atención y memoria de trabajo. Por si esto fuera poco, existe también evidencia de que leer novelas con personajes complejos perfecciona nuestra teoría de la mente, esencial para mejorar la inteligencia social.

Leer también te ayuda a entender conceptos nuevos y a aprender más palabras. Dado que los límites de tu lenguaje definen los límites de tu mundo, la lectura es una magnífica forma de expandir ambos. Varios estudios correlacionan riqueza de vocabulario con riqueza financiera. La pobreza no limita únicamente el acceso a buenos alimentos, sino también a mayores estímulos cognitivos, lo que deriva en vocabularios limitados. Algunos especialistas en políticas públicas consideran que la lectura es la manera más efectiva de reducir la *brecha lingüística*, para así mejorar las oportunidades de los menos afortunados.

En cuanto al efecto de la lectura en la salud mental, varios estudios indican que leer ayuda a combatir el estrés, ya que reduce las emociones negativas y los síntomas depresivos. Un buen libro es un gran compañero para olvidar los problemas cotidianos y sumergirse en un mundo de fantasía, aunque sea por un rato cada día.

En adultos de edad avanzada, la lectura parece ejercer un efecto neuroprotector, mientras que pasar más tiempo viendo la televisión se asocia con mayores tasas de alzhéimer.

Puedes potenciar el beneficio de la lectura transformándola en una actividad grupal, organizando, por ejemplo, un club de lectura. El objetivo es que todo el grupo lea el mismo libro y comparta durante el proceso opiniones e interpretaciones. Exponerte a las interpretaciones de distintas personas sobre el mismo libro mejorará además tu teoría de la mente.

Por último, leer con atención y profundidad es un acto de resistencia en una sociedad distraída y superficial.

APRENDE ALGO SOBRE TODO

> Para desarrollar una mente completa, estudia la ciencia del arte y también el arte de la ciencia. Aprende a ver y te darás cuenta de que todo se conecta con todo lo demás.
>
> LEONARDO DA VINCI

Sobrevivir en un entorno salvaje requería múltiples habilidades. Nuestros ancestros construían herramientas de caza y distinguían también cientos de tipos de plantas. Elaboraban ropa para protegerse del frío y diseñaban botes sencillos para navegar por los ríos. Además, encontraban tiempo para esculpir y pintar.

La sociedad moderna, por el contrario, intenta que nos especialicemos en campos de conocimiento cada vez más estrechos. Especializarse en algo tiene muchos beneficios, por supuesto, pero encierra también peligros. La especialización limita nuestra visión y capacidad de elección: cuando solo tienes un martillo, tiendes a pensar que todos los problemas son clavos.

Los profesionales sanitarios muy especializados ofrecen con frecuencia peores recomendaciones porque proponen tratamientos de su especialidad sin ser conscientes de que existen otros más eficientes. Por ejemplo, los cardiólogos intervencionistas proponen usar catéteres con mucha más frecuencia que otros cardiólogos menos especializados, y los pacientes de estos últimos suelen tener mejores resultados.

En el campo intelectual, el Premio Nobel es el reconocimiento más prestigioso, y muchos asumen que es el resultado de una dedicación absoluta a una tarea única. Sin embargo, un estudio que evaluó a cientos de sus ganadores concluyó que un rasgo distintivo de muchos de ellos es que tienen más aficiones e intereses ajenos a su campo que el resto de los científicos. Estudios similares en emprendedores confirman que tienen más éxito aquellos que combinan conocimientos de distintas áreas.

Grandes genios de la historia lograron su reconocimiento por cruzar constantemente las fronteras artificiales que imponemos al conocimiento. Leonardo da Vinci era un hijo ilegítimo, lo que impidió su acceso a una *buena* educación y lo excluyó de las ocupaciones más lucrativas de la época. A pesar de ello, o quizá gracias a ello, fue capaz de revolucionar múltiples disciplinas, desde la pintura hasta la medicina, pasando por la escultura y la ingeniería. La creatividad consiste en identificar conexiones entre elementos aparentemente dispares. Al exponerte a un mayor número de ámbitos de conocimiento, tendrás más posibilidades de encontrar esas nuevas conexiones.

Y lo mismo aplica en el terreno deportivo. Los atletas que se especializan muy temprano tienen menos probabilidades de alcanzar la élite de su deporte, además de sufrir más lesiones. Tanto nuestro cuerpo como nuestro cerebro se forjaron en un mundo generalista.

Intenta aprender sobre distintas materias y sus conexiones. Piensa en lo global y en lo particular, en lo práctico y en lo filosófico. En resumen, persigue todo aquello que despierte tu interés y procura aprender un poco de muchas cosas.

APRENDE TODO SOBRE ALGO

> Intenta aprender algo sobre todo y todo sobre algo.
>
> THOMAS HUXLEY

El poeta griego Arquíloco afirmaba en uno de sus textos que «mientras que el zorro sabe de muchas cosas, el erizo sabe mucho de una cosa importante». El pensador Isaiah Berlin escribió en los años cincuenta un famoso ensayo basado en esta idea, titulado precisamente *El erizo y el zorro*. Clasificaba a famosos autores como erizos o zorros según su visión del mundo y su forma de actuar en él. Tradicionalmente existe una visión peyorativa del zorro, pues se asocia a personas dispersas y caóticas. Sin embargo, como hemos visto en la sección anterior, ser un zorro con multitud de estrategias y conocimientos ofrece importantes beneficios, aunque debemos aprender también de los erizos. Cuando son atacados no se detienen a reflexionar sobre cuál es la mejor respuesta, simplemente se enrollan en una afilada fortaleza. Es su única estrategia, pero es muy importante, y la ejecutan a la perfección.

Llevándolo a la práctica, mi propuesta es que además de aprender algo sobre muchas cosas, intentes aprender mucho sobre algo. Selecciona algo que te interese e intenta perfeccionarlo cada día. Sé el zorro y el erizo.

Recomiendo orientar este aprendizaje más especializado según el enfoque de las profesiones medievales, recorriendo el largo camino de aprendiz a maestro. En la Edad Media, el aprendiz trabajaba para un maestro mientras aprendía el oficio, a cambio de comida y alojamiento. Con suficiente dedicación, se convertía primero en oficial, lo que le permitía viajar y trabajar por su cuenta, pero no adoptar nuevos aprendices. Ese privilegio estaba reservado a los maestros. Durante varios años, el oficial experimentaba con las técnicas aprendidas, hasta que creaba algo que demostrara su dominio del oficio: su obra *maestra*. A partir de ese momento era un maestro.

No digo que esta estructura rígida de los gremios medievales sea el modelo a seguir, pero sí creo que deberíamos enfocar nuestro aprendizaje como si se tratara de un arte, y considerarnos a nosotros mismos como artesanos en búsqueda del dominio de un oficio. Para llegar a ser un maestro requerían de media entre ocho y diez años de aprendizaje y práctica, o un total de unas 10.000 horas. Y los estudios modernos sobre la dedicación necesaria para desarrollar habilidades extraordinarias llegan a una conclusión similar.

El concepto de las 10.000 horas se originó en un famoso estudio sobre violinistas que trataba de averiguar los factores que separaban a los violinistas extraordinarios del resto. Evidentemente, la inteligencia y el talento importaban, pero asumiendo una cantidad razonable de ambos, el factor diferencial entre los buenos y los extraordinarios fue la dedicación. Los mejores violinistas eran los que más habían practicado.

Diez mil horas no deja de ser un número arbitrario, y el estudio aclara que no solo importan las horas dedicadas, sino también la calidad de la práctica. Anders Ericsson, responsable de ese famoso estudio, acuñó el término de «práctica deliberada», que dependía de tres factores que exploraremos a continuación.

El primer factor es la motivación. Debes seleccionar algún conocimiento o habilidad que realmente te inspire a mejorar. Si con el tiempo desaparece la motivación, debes cambiar, pero asegúrate de que no alteras tus objetivos simplemente porque el proceso es más duro de lo que pensabas.

El segundo es el diseño de objetivos claros para cada sesión de práctica. Además de aclarar lo que pretendes obtener en cada sesión, debes seleccionar la dificultad adecuada. Si intentas algo muy fácil, te aburres y te estancas, pero si es demasiado difícil, te frustras y abandonas. Cada sesión debe explorar algo un poco más allá de tu habilidad actual. La práctica debe ser ligeramente incómoda sin llegar a ser desagradable. Este es el nivel de complejidad ideal para desafiar a tu mente sin llegar a frustrarla.

Y por último, la retroalimentación. Para aprender rápido, debes tener retroalimentación rápida. Debe haber una conexión directa entre esfuerzo y resultado. Y tanto si el resultado es bueno como si es malo, aprenderás. Algunas habilidades te recompensan con retroalimentación inmediata. Por ejemplo, si estás practicando lanzamientos de baloncesto, el resultado de tus acciones es claro y directo. En otras disciplinas requieres más tiempo, y tiene sentido buscar mentores externos que te ofrezcan esa retroalimentación en cada práctica.

Y una última recomendación: si puedes, enseña lo que aprendes. Varios estudios demuestran que pensar en cómo podrías enseñar lo que estás aprendiendo te ayuda a recordar más y a prestar atención en tu propio proceso de aprendizaje. Cuando uno enseña, dos aprenden.

«¿Qué he aprendido hoy?» es una buena pregunta para hacerse al final de cada día. Mantén la curiosidad intelectual. Busca algo que despierte tu interés y comprométete a mejorar.

En una de las últimas entrevistas que ofreció el compositor Pau Casals, a los 95 años, un joven periodista le preguntó por qué seguía practicando seis horas al día a tan avanzada edad si era ya un gran maestro del violonchelo. ¿Cuál fue la respuesta de Casals? «Porque creo que sigo progresando». Esa es la actitud. El aprendizaje constante no solo deriva en una mayor reserva cognitiva, sino también en una vida más rica.

EXPONTE A NUEVAS EXPERIENCIAS

> Una mente expandida por nuevas experiencias nunca regresa a sus viejas dimensiones.
>
> OLIVER WENDELL HOLMES

La mayor parte de nuestras acciones diarias, tanto de las que nos sentimos orgullosos como avergonzados, no son fruto de decisiones conscientes, sino de hábitos automáticos. Si tuviéramos que decidir cada día cómo atarnos los zapatos, lavarnos los dientes o usar los cubiertos, perderíamos mucho tiempo. Por eso el cerebro constantemente intenta automatizar comportamientos, que ejecuta de manera inconsciente a partir de determinadas señales.

Estudios en ratas indican que, cuando se enfrentan por primera vez a un laberinto, se activan multitud de áreas cerebrales y se producen más conexiones sinápticas. Sin embargo, al realizar el mismo camino una y otra vez, la activación se va limitando a una zona específica del cerebro, los llamados ganglios basales. Esta zona se comunica con los lóbulos frontales para seleccionar la respuesta motora más apropiada según la situación. Al repetir una respuesta tras una señal concreta, se automatiza su ejecución, y cuanto más automático se vuelve un comportamiento, menos piensas.

Cuando te subes al coche por la mañana, tu cerebro activa el hábito de llegar a la oficina, y apenas eres consciente de las decenas de decisiones que tu cerebro ha tomado por el camino. Evidentemente, esto tiene muchos beneficios. Al automatizar determinadas rutinas, no tienes que dedicarles preciosos recursos mentales ni involucrar tu fuerza de voluntad. Por desgracia, estos hábitos no son siempre favorables, y es muy difícil cambiarlos una vez instaurados. Además, un exceso de rutina en nuestra vida tiende a generar rigidez mental, sobre todo con la edad.

Para mantener tu flexibilidad cognitiva, haz cosas nuevas cada día, aunque sean sencillas. Puedes cambiar pequeños hábitos diarios, como la ruta de camino a la oficina o la forma de atarte los zapatos. Visita parques, restaurantes, teatros y museos nuevos. El estudio ELSA (*English Longitudinal Study of Ageing*) evaluó la relación entre frecuencia de participación en actividades culturales y el riesgo de desarrollo de depresión. Con el paso del tiempo, se observó una reducción del riesgo de depresión del 32 % en las personas que realizaban actividades culturales (como ir a museos o teatros) cada pocos meses, y hasta un 48 % en personas que participaban en este tipo de actividades al menos una vez al mes.

Una de mis experiencias novedosas favoritas es viajar. Entornos nuevos fuerzan adaptaciones y conexiones nuevas. Viajar a un país radicalmente distinto hace que todo sea nuevo para tu cerebro: el idioma, las reglas, la cultura... Esto le fuerza a aprender constantemente, multiplicando de este modo las conexiones creadas.

Ratones expuestos a entornos nuevos con frecuencia desarrollan muchas más conexiones sinápticas que los que permanecen siempre en la misma jaula. Un entorno novedoso obliga a explorar y a encontrar soluciones a problemas diferentes.

Volviendo a los viajes, ten un plan general de lo que quieres hacer antes de llegar, pero ajústalo una vez estés en tu destino. Los mejores momentos suelen ser los que nunca planeaste. Asume que habrá cambios e imprevistos. Utilízalos para desarrollar tu capacidad de improvisación y adaptación. En lugar de ver los problemas con frustración, míralos como desafíos para tu cerebro. ¿Dónde está la gracia si todo va según el plan? Para la RAE, una aventura es una «empresa de resultado incierto o que presenta riesgos». Si no hay incertidumbre ni riesgo, no es una aventura.

Un verdadero viaje es el que te saca de tu zona de confort. Si no estás ligeramente incómodo, no estás aprendiendo. No hay aventura si no hay cambio, si no hay incomodidad. Son precisamente las incomodidades, los obstáculos y los peligros los que se recuerdan. No hay nada memorable en pasar una semana en un resort todo incluido con otros turistas iguales que tú, con comida similar a la de tu país de origen y con una cama igual de cómoda. Utiliza cada viaje como una nueva experiencia de aprendizaje. Para la mayoría de la gente, viajar es un acto pasivo de relajación. Dejan que una agencia se encargue de todo y que los transporte de un sitio a otro con el resto de los turistas de su mismo país. Viaja su cuerpo, pero su mente se queda en casa. Al viajar, lo que aprendes sobre ti mismo es tan importante como lo que aprendes sobre el mundo. Desarrollarás habilidades de planificación, gestión de tus finanzas, independencia, flexibilidad, negociación, improvisación...

Y si tu situación no te permite viajar, recuerda que puedes encontrar aventura y novedad en tu vida normal. Muchos viajan a lugares exóticos para observar con fascinación las mismas cosas que ignoran en su propia ciudad. Se trata simplemente de salir con frecuencia de nuestro caparazón para expandir nuestra zona de confort. Pregúntate con frecuencia: ¿cuándo fue la última vez que hice algo por primera vez?

¿Funciona el entrenamiento mental?

En los últimos años ha aumentado la popularidad de distintos juegos o apps que aseguran mejorar nuestra capacidad mental. Sin embargo, la mayoría de los estudios independientes no han mostrado unos beneficios claros. De hecho, la compañía creadora de Lumosity, uno de los programas más populares de entrenamiento mental, fue sancionada con 2 millones de dólares por publicidad engañosa, al no poder aportar evidencia de que sus juegos mejoraban la atención o la memoria.

Esto no quiere decir que estas aplicaciones no aporten nada, y en algunos casos sí se han visto resultados positivos, aunque modestos. Si te divierten, úsalos, pero entendiendo que progresar en ellos no implica que tu cerebro vaya a funcionar mejor en las tareas de la vida diaria. Por supuesto, no te harán mal, pero tienen un coste de oportunidad: cada hora que pasas con uno de estos juegos es una hora que no estás realizando actividades que sí han demostrado mejorar tu cerebro, como el ejercicio físico, interactuar con los demás o aprender sobre algo de tu interés. Veo más interesante leer e intentar recordar cosas que te motivan de verdad, o practicar tu atención a través de algún deporte que la requiera. Tu cerebro aprende mejor cuanto más se parecen los estímulos que le ofreces a aquellos con los que evolucionó, y cuanta más aplicación real vea en lo que intentas practicar.

Igual que recomiendo microentrenamientos físicos

a lo largo del día, puedes también incluir microentrenamientos mentales en actividades prácticas. Al hacer la compra en el supermercado, intenta recordar el precio de cada producto y calcula la suma antes de pagar. Si pagas en metálico, calcula mentalmente el cambio que te deben entregar (y revisa que es correcto). Cuando viajes, trata de memorizar un mapa y orientarte hasta llegar a un lugar determinado sin recurrir a Google Maps, o intentando hacerlo cada vez menos. Desafíate a recordar los teléfonos de los diez amigos con los que hablas más a menudo. Los desafíos prácticos son los más efectivos.

NO TE RETIRES

> El ideal del español de buena parte de la clase media es jubilarse tras breves años de trabajo, y, si es posible, antes de trabajar.
>
> RAMÓN Y CAJAL

Muchas personas esperan con ansia el día de su jubilación. Atrás quedarán sus responsabilidades y los conflictos laborales. Por delante, una nueva vida de ocio y tranquilidad. Sin embargo, varias investigaciones indican que la jubilación puede acelerar el declive cognitivo.

Un estudio en más de 3.000 funcionarios ingleses reveló que los que se retiraban más jóvenes sufrían después una pérdida de memoria un 38 % mayor que los que seguían en activo. Y existen estudios similares en países tan diversos como China o Australia. En casi todos los casos, un retiro temprano se asocia a un declive más rápido: al dejar de trabajar se suele limitar el círculo social y la mente enfrenta menos desafíos, por lo que gravita hacia el ocio pasivo.

El problema real, por supuesto, no es la jubilación laboral, sino la mental. La jubilación debería ser el momento en el que más exprimes tu cerebro. A esa edad ya tienes claro con qué disfrutas y en qué quieres mejorar. Es una gran oportunidad, y lo que algunos hacen con ella es simplemente desconectar. Aprovecha el tiempo ocioso para realizar actividad física al aire libre y para ajustar tus ritmos circadianos. Cultiva tu círculo social e intenta aprender algo nuevo cada día. Viaja y exponte a nuevas experiencias con frecuencia. Ten siempre más sueños que recuerdos. Retírate de tu trabajo cuando quieras, pero no te retires de la vida.

Nuestra mente es todo
lo que tenemos,
y es todo lo que podemos
ofrecer a los demás.

Sam Harris

La verdadera belleza
es una mente consciente.

Marina Abramović

10

EL CEREBRO CONSCIENTE

Uno de los mayores enigmas de la neurociencia es el origen de la consciencia. Hay quien supone que tener un cerebro implica por necesidad ser consciente de su existencia, pero no es cierto. Muchas formas de vida se las apañan perfectamente sin consciencia.

Desde un punto de vista neurocientífico, la consciencia es un estado de la mente subjetivo, unificado y continuo. En definitiva, representa la experiencia de entender que estamos vivos.

Casi todo nuestro comportamiento ocurre por debajo del nivel de la consciencia. Es más, con frecuencia tu consciencia es la última en enterarse de lo que ocurre. La información sensorial se mueve por tu cuerpo a diferentes velocidades, y es procesada a su vez por distintas redes neuronales. Solo tras finalizar todos estos procesos, tu cerebro crea una historia integrada, experimentable de manera consciente. Por tanto, tu consciencia vive siempre en el pasado.

Distintos experimentos demuestran que, muchas veces, nuestro cerebro selecciona una acción mucho antes de que seamos conscientes. En uno de estos experimentos se solicitó a los sujetos que hicieran un gesto cada vez que tomaban la decisión de realizar un movimiento. Mientras, los investigadores evaluaron lo que ocurría en su cerebro, y advirtieron que un poco antes de que los sujetos creyesen que tomaban la decisión de moverse, su cerebro ya había preparado el patrón motor correspondiente. Es decir, observando el cerebro podían anticiparse al momento en el que los sujetos eran conscientes de la decisión de moverse. Tomamos decisiones de manera inconsciente y las intentamos justificar después usando nuestra capacidad de razonar.

¿EXISTE EL LIBRE ALBEDRÍO?

Algunos neurocientíficos van más allá, y cuestionan la propia existencia del libre albedrío. Opinan que nuestra consciencia es una simple marioneta en manos de las partes inconscientes de la mente, mucho más antiguas y poderosas. Quizá pienses que esta idea es absurda, porque te sientes libre de hacer lo que deseas. En cierta medida es cierto, pero ¿de dónde vienen esos deseos? Desde luego, no los has elegido con libertad. Son fruto de tus genes, tus experiencias y tus creencias, aspectos sobre los que tenemos poca influencia. ¿Elegiste a tu pareja o te limitaste a responder a emociones creadas por tu cerebro? Evidentemente, lo segundo. Es tu inconsciente el que decide las características, físicas y psicológicas, que encuentras atractivas en otra persona. No puedes elegir de quién te enamoras. Entonces ¿dónde está la libertad de elección?

Lo mismo ocurre si hablamos de decisiones menos trascendentes. Hagamos una prueba: piensa en una palabra cualquiera. ¿Ya? Podrías creer que la has elegido de manera consciente, pero no sería cierto. Al final elegimos entre opciones que llegan a nuestra mente consciente, pero ¿quién pone ahí esas opciones? ¿Por qué se te ocurrieron unas y no otras? Por definición, no elijes las opciones entre las que puedes elegir, aparecen sin más. No eres libre para elegir algo que tu inconsciente no te propone.

Muchas de las decisiones que creemos tomar de manera consciente han sido en realidad tomadas previamente, por procesos a los que no tenemos acceso.

A partir de lo anterior, algunos concluyen que la libertad de elección es una ilusión. Opinan que nuestra consciencia no controla la película de nuestra vida, sino que es una simple espectadora pasiva.

Otros, sin embargo, reconocen nuestro inconsciente como el origen de gran parte de nuestro comportamiento, pero sí creen que la consciencia participa, al menos parcialmente, en nuestras decisiones. Su argumento es que la consciencia no habría surgido si no nos hubiera ayudado a tomar mejores decisiones, gracias sobre todo a imaginar nuestro futuro.

EL ORIGEN DE LA CONSCIENCIA

La neurociencia no entiende todavía el origen de esta consciencia, pero todo apunta a que la red neuronal por defecto participa en ella. Algunas drogas psicodélicas reducen enormemente la activación de esta zona, y el resultado es la famosa experiencia de la disolución del ego. Cuando se apaga el ego sentimos que estamos integrados con el universo, lo que desde un punto de vista físico es cierto. Nuestro cerebro es un simple conjunto de átomos que, unidos de una manera determinada, da lugar a experiencias extraordinarias.

La consciencia es una fascinante propiedad que emerge de la actividad neuronal. La red neuronal por defecto parece albergar la base neurológica del «yo», pero falta mucho por investigar. Tampoco está claro cómo surgió la consciencia, pero con alta probabilidad fue un proceso gradual. En algún momento de la evolución, la luz se encendió, y la materia empezó a ser consciente de su propia existencia. Una consciencia cada vez mayor debió de ofrecer ventajas a sus poseedores, ayudándoles a tomar mejores decisiones. De esta manera, el nivel de consciencia aumentó paulatinamente, hasta dar lugar a la consciencia humana.

APROVECHA TU CONSCIENCIA

Una de las características más especiales de la consciencia humana es la de ser consciente de ella misma. No solo somos conscientes, sino que somos además conscientes de nuestra consciencia. Esta metaconsciencia nos convierte en el primer animal capaz de estudiarse a sí mismo, capaz de mejorarse a sí mismo.

Puedes decidir empezar a comer mejor, a moverte más y a cuidar tu descanso. Puedes desarrollar estrategias para gestionar el estrés y aprovechar los beneficios de conectar con los demás. Por último, puedes comprometerte a nunca dejar de aprender.

Ahora que eres consciente de cómo tus acciones moldean tu mente, espero que elijas *Saludable Mente*.

El verdadero problema de la humanidad es que tenemos emociones paleolíticas, instituciones medievales y tecnología de dioses.

E. O. Wilson

La tecnología es un sirviente útil pero un amo peligroso.

Christian Louis

11

CEREBRO ANTIGUO Y TECNOLOGÍAS NUEVAS

La respuesta de la humanidad ante las nuevas tecnologías siempre ha sido la misma: una combinación de miedo y fascinación.

Cosas que hoy nos parecen mundanas, como los libros, generaron muchos cuestionamientos en su momento. Durante casi toda la existencia de la humanidad, la sabiduría se había transmitido de manera oral. Cuando empezaron a popularizarse los libros, alrededor del siglo V antes de Cristo, no todo el mundo lo percibió como algo positivo.

Sócrates, uno de los mayores sabios del momento, opinaba esto: «Los libros parecen hablar contigo como si fueran inteligentes, pero si les preguntas algo, porque deseas saber más, repiten lo mismo una y otra vez. Los libros no son capaces de defenderse».

Aceptaba que los libros podían actuar como un seguro contra el olvido, pero también creía que reducían el esfuerzo por memorizar.

Sabiendo que el conocimiento estaría siempre disponible en una «memoria externa», las personas no se preocuparían tanto por incorporarlo a su propia memoria. Los libros, por tanto, ofrecerían una falsa sensación de sabiduría.

Más allá de la ironía de que conocemos estas críticas de Sócrates gracias a que quedaron escritas en los libros, hoy debemos reconocer que quizá el filósofo griego tenía algo de razón.

TECNOLOGÍA Y MEMORIA

En 2011, investigadores de la Universidad de Harvard estudiaron el impacto de la tecnología en cómo memorizamos. En uno de los experimentos pidieron a dos grupos de personas que recordaran una serie de datos; a uno de los grupos le dijeron que esos datos quedarían guardados en un ordenador, y el resultado fue que las personas de ese grupo puntuaron peor en la prueba. Al asumir que la información quedaría almacenada, se esforzaron menos en recordarla.

Esta amnesia digital se conoce como Efecto Google. Dado que hoy podemos acceder a casi cualquier conocimiento a través de internet, nuestra memoria se relaja. En vez de recordar el contenido de algo, recordamos dónde buscarlo. Guardamos punteros a la información más que la información en sí.

Muchos somos conscientes del Efecto Google en nosotros mismos. Los que fuimos adolescentes antes de la era digital sabíamos de memoria el teléfono de casi todos nuestros amigos. Sin embargo, a muchos nos cuesta ahora recordar el pin de nuestro propio teléfono.

No es un fenómeno reciente. Como bien apuntaba Sócrates, es muy probable que se diera ya con la aparición de los libros. Pero acceder a los libros y a su contenido era mucho más difícil y lento que buscar en Google, por lo que internet ha magnificado este efecto.

Tampoco me atrevería a afirmar que esto sea necesariamente malo. Quizá sea más práctico saber dónde está la información que intentar retenerla en el cerebro.

Incluso antes de los libros, almacenábamos información en la mente de otras personas, a las que podíamos consultar cuando lo necesitásemos. Debíamos recordar quién sabía qué, y no el conocimiento en sí mismo. Siempre hemos buscado formas de extender nuestra memoria, y «la nube digital» es la máxima expresión de este impulso.

Pero, como hemos visto en capítulos anteriores, memorizar miles de calles aumentaba el tamaño del hipocampo de los taxistas londinenses, y dejar de memorizar puede alterar esta estructura cerebral. Hablamos, en este caso, de la memoria semántica, pero hay otros muchos tipos de memoria que pueden verse afectados de distinta manera por la tecnología.

Estudios recientes demuestran, por ejemplo, que las personas que usan siempre el GPS para orientarse sufren una pérdida más rápida de la memoria espacial, la encargada de planificar cómo llegar a un lugar o de recordar la ubicación de un objeto en el terreno.

Y más preocupante podría ser el impacto de las nuevas tecnologías en nuestra capacidad de atención.

LADRONES DE ATENCIÓN

La atención es la capacidad de enfocar nuestros recursos mentales en información específica, ignorando el resto de los estímulos.

La atención es la precursora del resto de las funciones cognitivas, porque solo podemos procesar aquello a lo que prestamos atención en primer lugar.

Nuestra atención, por tanto, define nuestra realidad y, por desgracia, las nuevas tecnologías están mermando esta capacidad. Para empezar, las redes sociales secuestran nuestra atención y la venden al mejor postor. Utilizan contenido adictivo para maximizar el tiempo que pasamos enganchados. Más tiempo implica más anuncios y, por tanto, más dinero.

Para robar más y más de nuestra atención han ido cambiando sus algoritmos. Al principio solo te mostraban las publicaciones de tus amigos. Después TikTok empezó a mostrar el contenido más adictivo a todos los usuarios, independientemente de las cuentas que siguieran. Esto multiplicó el tiempo que la gente pasaba en esta red social, y el resto de las plataformas copiaron su estrategia.

Incluso cuando estamos concentrados en algo relevante, la tecnología nos interrumpe constantemente. El teléfono nos recuerda, con sonidos y vibraciones, que tal vez estemos perdiéndonos algo importante. Y, para bien o para mal, la selección natural nos hizo muy vulnerables a estas distracciones. Imagina a dos humanos del Paleolítico afilando la punta de su lanza. El primero estaba totalmente inmerso en lo que hacía, aislado del mundo exterior. El segundo estaba también concentrado en su labor, pero seguía pendiente de los estímulos externos. De repente se acercó un león hambriento. ¿Cuál de los dos crees que sobrevivió? ¿Qué genes crees que hemos heredado? Evidentemente los del humano que se distrajo. Sobrevivió y transmitió sus genes a la siguiente generación gracias a que perdió rápidamente su concentración.

Es decir, distraerse con facilidad no es un fallo de nuestro cerebro, sino una habilidad crucial. El problema viene cuando pasamos de un entorno ancestral con pocas distracciones, y muchas de ellas importantes, a un entorno moderno donde las empresas tecnológicas ganan dinero gracias a distraernos todo el tiempo con falsas alarmas.

En los últimos años ha aumentado considerablemente el diagnóstico de casos de Trastorno de Déficit de Atención (TDA). Aunque las pruebas con las que contamos no bastan para culpar de este aumento a las nuevas tecnologías, muchos expertos opinan que los estímulos breves y constantes de las redes sociales contribuyen a la creciente dificultad para mantener la atención.

Además, las nuevas tecnologías han facilitado la proliferación de cantidades ingentes de información. Cada día se genera más información de la que antes se producía en décadas. Y dado que la información consume atención, este exceso de información está causando un déficit de atención.

Por ser más precisos, no hemos perdido realmente la capacidad de prestar atención, sino el control voluntario respecto a dónde ponemos esa atención. La mayoría de las personas son capaces de prestar atención a una película o a un videojuego del que disfruten; incluso durante horas.

Es decir, si nuestra atención es como una linterna, sigue alumbrando bien, pero tenemos menos control sobre las cosas que iluminamos con ella. Y dado que lo que iluminamos es lo que vivimos, estamos cediendo el control de nuestra propia vida a estas tecnologías.

TECNOLOGÍA Y HABILIDADES SOCIALES

En las últimas décadas, las nuevas tecnologías han transformado nuestra forma de comunicarnos. Para los jóvenes este cambio ha sido aún más radical, ya que han crecido en un mundo interconectado, donde las redes sociales desempeñan un papel central. Muchas de las interacciones que antes se realizaban cara a cara se producen ahora a través de una pantalla.

Numerosos expertos opinan que la interacción digital constante puede fomentar una dependencia de la comunicación virtual y mermar las habilidades sociales. Los mensajes de texto y las interacciones en línea tienden a ser menos enriquecedores emocionalmente que las conversaciones presenciales. Un estudio publicado en *Journal of Social and Clinical Psychology* concluyó que los jóvenes que pasan más tiempo en las redes sociales tienen más dificultades para interpretar señales sociales y emociones en la vida real.

El juego físico es el principal mecanismo a través del cual los más pequeños aprenden a relacionarse con los demás. Jugar implica coordinarse, cooperar, compartir y resolver conflictos en tiempo real, habilidades todas ellas fundamentales para el desarrollo social. Sin embargo, el creciente reemplazo del juego físico por los juegos online podría mermar estas capacidades. El juego físico, ya sea en el patio de la escuela o en el parque, obliga a los niños a interactuar directamente con sus compañeros. Esto implica aprender a leer expresiones faciales, interpretar el lenguaje corporal y modular el tono de voz, aspectos clave de la comunicación humana. En cambio, los juegos virtuales tienden a ser individuales o, incluso cuando son multijugador, no requieren contacto directo, lo que disminuye la oportunidad de practicar estas habilidades.

En un estudio publicado en *Pediatrics* se demostró que el tiempo dedicado a los juegos físicos está directamente relacionado con una mejor regulación emocional y una mayor capacidad para establecer relaciones sociales saludables en los niños. Además, la distancia emocional que proporciona la pantalla puede reducir la empatía hacia los demás jugadores, ya que no hay consecuencias visibles para sus acciones.

SEDENTARISMO COGNITIVO

Durante casi toda la historia de la humanidad, para sobrevivir hemos necesitado movernos con frecuencia e intensidad. Pero poco a poco las máquinas fueron reemplazando a nuestros músculos; la energía del vapor, la gasolina y la electricidad fue desplazando a la energía muscular. La actividad física pasó a ser algo opcional, y esto disparó las tasas de obesidad.

Multitud de estudios demuestran que el sedentarismo destruye nuestras capacidades físicas y daña la salud. Sin embargo, las demandas sobre nuestro cerebro no han hecho más que crecer. Los trabajos se han vuelto cada vez más complejos cognitivamente y nos obligan a procesar mucha más información.

No obstante, todo apunta a que esto podría cambiar de manera radical. A las tecnologías ya mencionadas, como internet, el GPS, los juegos virtuales o las redes sociales, se ha sumado en los últimos años una tecnología especialmente poderosa: la inteligencia artificial (IA).

Hasta ahora podíamos acceder a toda la información disponible en internet, pero era información creada por otros humanos. Seguíamos siendo nosotros quienes debíamos buscarla, leerla, interpretarla y, finalmente, construir nuevo conocimiento a partir de todo ese proceso. Y todo esto suponía mucho esfuerzo para nuestro cerebro.

Ahora, con la inteligencia artificial, es fácil externalizar ese trabajo. Podemos pedirle a la IA el resultado final que deseamos y ella se encargará de realizar todo lo anterior en cuestión de segundos. Explorará millones de fuentes de información, las sintetizará según nuestras instrucciones y nos presentará el resultado de manera estructurada. Nuestro cerebro debe seguir trabajando, por supuesto, pero mucho menos. Gran parte del esfuerzo cognitivo que realizaba antes el cerebro es ahora externalizado a un centro de datos, donde reside el «cerebro» de la IA.

E igual que el sedentarismo físico atrofió nuestros músculos, el nuevo sedentarismo cognitivo podría atrofiar nuestro cerebro.

Los músculos crecen al enfrentarse a la resistencia física, y las capacidades cognitivas mejoran también al enfrentarse a los obstáculos mentales. Aunque es muy pronto todavía para sacar conclusiones firmes, algunos expertos opinan que la delegación excesiva en la IA podría afectar de manera negativa al pensamiento crítico, la creatividad y la capacidad analítica.

La paradoja es que, a medida que las máquinas adquieren cualidades más humanas, los humanos nos vamos pareciendo más a las máquinas. De desplegar un gran arsenal mental para elaborar un informe o un artículo sobre un tema, pasamos a hacer un par de preguntas a ChatGPT, sin cuestionar su respuesta.

La inteligencia artificial podría aumentar nuestra estupidez natural.

Pero, a pesar de todos los peligros de estas tecnologías, no podemos ignorar sus muchos beneficios. Al igual que hoy nos parecen absurdas las alertas de Sócrates sobre el peligro de los libros, las futuras generaciones podrían reírse de los que hoy intentan limitar el acceso a las nuevas tecnologías.

Quizá la inteligencia artificial nos ayude a curar enfermedades y a encontrar mejores fuentes de energías renovables, entre otros muchos beneficios para la humanidad. No debemos temer y prohibir, sino entender y regular. El objetivo es usar estas nuevas tecnologías para potenciar nuestras capacidades cognitivas, no para reemplazarlas.

ALIANZA CEREBRO-TECNOLOGÍA

Como siempre, el impacto de las nuevas tecnologías en nuestro cerebro dependerá de cómo las usemos. Por ejemplo, para prevenir el impacto negativo en la capacidad de memorizar, no debes dejar de estudiar.

Las plataformas digitales te permiten acceder a una cantidad de información sin precedentes. Puedes realizar cursos a distancia en algunas de las universidades más prestigiosas del mundo, y en muchos casos gratis. Diseñar un plan de formación a tu medida, con un temario que te resulte motivante, reducirá el riesgo de que pierdas mucho tiempo con contenido irrelevante. Cuanto más conocimiento útil acumules y más habilidades desarrolles, más posibilidades tendrás en la vida. Y no solo te irá mejor profesionalmente, sino que estarás mejorando la salud de tu cerebro. Recuerda que el aprendizaje constante es una de las mejores formas de elevar la reserva cognitiva.

Tampoco se trata de dejar de usar el GPS. Esta tecnología nos permite llegar de manera más rápida y segura a nuestro destino, lo que conlleva un ahorro de tiempo y combustible. Pero, como hemos visto, si dejamos de usar nuestra capacidad de orientación, la iremos perdiendo.

Una de mis estrategias favoritas para mantener esta capacidad es participar en carreras de orientación, que combinan la actividad física con el uso de habilidades de navegación. Implican correr mientras encuentras puntos de control en terrenos desconocidos utilizando un mapa y una brújula. Debes evaluar el terreno, reconocer puntos de referencia en el mapa y elegir la mejor ruta en tiempo real. Estas tareas estimulan regiones del cerebro involucradas en la planificación, la memoria espacial y la atención.

Las personas que participan en estas carreras muestran mejores resultados en pruebas cognitivas relacionadas con la memoria espacial y la toma de decisiones. Al enfrentarse constantemente a nuevos terrenos y desafíos, entrenan su cerebro para adaptarse a situaciones cambiantes, lo que fomenta la neuroplasticidad.

Durante una carrera de orientación, el cerebro está constantemente procesando información visual del entorno mientras analiza el mapa y toma decisiones sobre la ruta que seguirá. Esto mejora la capacidad de atención dividida, una habilidad clave para realizar múltiples tareas simultáneamente sin perder la concentración. Además, estas carreras se realizan casi siempre en la naturaleza, lo que potencia los beneficios cognitivos de la actividad física.

Pasando ahora a las demonizadas redes sociales, veremos que pueden también aportar beneficios cerebrales.

Por un lado, las redes sociales facilitan mantener el contacto con amigos y familiares. En este sentido, la recomendación sería intentar usar estas redes virtuales para coordinar después encuentros reales. En el caso de personas que vivan lejos, puedes agendar encuentros online a través de plataformas de videollamada. No reemplazan el contacto físico, por supuesto, pero es mejor que una simple llamada telefónica.

El impacto de las redes sociales en tu cerebro dependerá mucho de las personas a las que sigas. Si sigues cuentas que divulgan información de calidad, o que publican contenido que te inspira, obtendrás más valor del tiempo que pasas en esas plataformas. Puedes también participar en grupos o foros donde se discutan temas de tu interés, como libros, filosofía o tecnología. Este tipo de interacciones puede mejorar tus habilidades sociales y ayudarte a cultivar nuevas amistades.

Lo más dañino es seguir cuentas de «pavos reales», es decir, de personas que usan las redes sociales para exhibir su colorido plumaje: sus exóticos viajes, sus cuerpos esculturales… Aun si sabemos que estas publicaciones no son un buen reflejo de sus vidas reales, es fácil compararse. Y comparar nuestra realidad con la fachada pública de los demás es la receta perfecta para sufrir estrés y ansiedad.

Y, como siempre, la dosis hace el veneno. Usa estas redes si las disfrutas, pero establece un límite de tiempo. Puedes configurar tu teléfono para que bloquee el acceso a estas aplicaciones si superas un límite diario (por ejemplo, una hora).

Hablemos, por último, sobre cómo lidiar con la tecnología más disruptiva de los últimos tiempos: la inteligencia artificial.

Hemos visto que depender en exceso de esta nueva tecnología puede hacernos caer en la pasividad mental. Una forma de evitar esto es obligarnos a hacer un esfuerzo previo antes de recurrir a la IA. Por ejemplo, si tienes que escribir un artículo sobre un tema, esfuérzate en crear un borrador propio y pásaselo después a la IA para que te proponga mejoras o formas de complementarlo. Esto es mejor que usar la IA para producir ese primer borrador, por muchos motivos.

Para empezar, el propio proceso de escribir te servirá para aclararte las ideas. El acto de organizar pensamientos y estructurar un texto de manera coherente es una habilidad cognitiva esencial. Al externalizar este proceso corres el riesgo de atrofiar tus capacidades de razonamiento y creatividad.

Además, escribir primero sin ayuda de la IA te obliga a enfrentarte directamente a las lagunas en tu conocimiento, lo que a menudo desencadena una investigación más profunda y una mayor reflexión. Cuando recurres a la IA para complementar o mejorar un trabajo ya hecho, actúas como un participante activo, no como un simple consumidor pasivo de información generada por un algoritmo.

Este enfoque también promueve el aprendizaje activo, lo que permite identificar y corregir errores por ti mismo. Usar la IA como una herramienta para mejorar, en lugar de sustituir el esfuerzo inicial, fomenta el desarrollo de habilidades metacognitivas, es decir, ser capaz de evaluar tus propias estrategias de aprendizaje y razonamiento.

En conclusión, la clave para evitar caer en el sedentarismo cognitivo es equilibrar el uso de la IA con un esfuerzo mental propio. Al hacer nosotros mismos el trabajo inicial, no solo conservamos nuestra agudeza mental, sino que convertimos la IA en una poderosa aliada para mejorar nuestras ideas y proyectos, sin renunciar al control creativo y analítico sobre el proceso.

También podemos usar la IA para potenciar nuestra reserva cognitiva, ya que es una gran compañera de aprendizaje. Podemos pedirle que nos diseñe un plan para aprender una nueva habilidad y que nos proponga distintas pruebas según nuestro nivel.

Sabemos que para aprender de manera eficaz deben cumplirse dos principios: esfuerzo cognitivo y retroalimentación rápida. Tareas que impliquen esfuerzo, como intentar recordar algo estudiado, potencian mucho más el aprendizaje que simplemente repasar el material. Pero tendemos a hacer lo segundo porque repasar es fácil, mientras que recordar es difícil. Además, no solemos contar con formas sencillas de hacernos las preguntas que nos obliguen a recordar.

Y aquí es donde brilla la inteligencia artificial. Podemos pedirle que nos haga preguntas sobre cualquier materia y que evalúe nuestras respuestas. Existe, además, una tasa óptima de aciertos, que los expertos llaman la «regla del 85 %». Si nuestra tasa de aciertos es mucho más baja, significa que el nivel de las preguntas es demasiado elevado, y si es mucho más alta, significa que las preguntas son demasiado sencillas. En ambos casos no estamos optimizando el aprendizaje. Pues bien, podemos usar la IA para ajustar el nivel de dificultad de las preguntas que nos realiza, y así acercarnos todo lo posible a la tasa de aciertos que optimiza la retención de conocimiento.

Por último, la IA es también muy útil para simular distintos escenarios y proponer debates que exploren múltiples perspectivas sobre un tema. Esto nos permitirá perfeccionar nuestro pensamiento crítico y desarrollar una mente más flexible.

Sócrates criticaba los libros porque daban siempre las mismas respuestas y conversar con ellos era una tarea imposible. Quizá habría sido más permisivo con la inteligencia artificial, ya que su conocimiento es dinámico y nos permite disfrutar de conversaciones sin fin.

La clave está en que, aunque la IA pueda darte respuestas, nunca dejes de hacerte preguntas.

En resumen, las nuevas tecnologías pueden ser un enemigo para tu cerebro o un gran aliado. Considera estas tecnologías como un nuevo viento que te puede impulsar, pero es tu responsabilidad ajustar las velas para llegar al destino intelectual elegido.

Agradecimientos

No soy investigador ni científico. No hago descubrimientos ni experimentos en laboratorios, pero he tenido la gran suerte de poder acceder a la mente de muchos expertos, bien a través de sus escritos o de una relación directa.

Como apasionado de nuestro cerebro, quiero empezar agradeciendo la gran labor de Santiago Ramón y Cajal, a quien he citado a lo largo del libro.

Además, he tenido la suerte de entrevistar en mi pódcast, Radio Fitness Revolucionario, a multitud de psicólogos, psiquiatras y neurocientíficos, así como a personas que investigan sobre el cerebro desde otras perspectivas. De todos ellos he aprendido, y recomiendo escuchar mis entrevistas a quien quiera profundizar: Eva Garnica, Marina Díaz, José Luis Trejo, Joaquín Valdés, Teresa Ramis, Laura Díaz, Jesús Matos, Carmen Pedraza o Pablo Castañeda.

Quiero también agradecer a Laura Álvarez y Carlos Martínez, de Penguin Random House, su confianza en mí para llevar a cabo este proyecto.

Por último, muchas gracias a ti por leer hasta aquí. Es un honor haber podido cambiar con mis palabras algunas de tus conexiones sinápticas.

Bibliografía

En este enlace encontrarás
las referencias bibliográficas
con las que he trabajado para
la redacción de este libro: